# 2025 年版

# 理学療法士・作業療法士 国家試験

# 過去問題集

## 共通問題10年分

電気書院編集部 編

# ま え が き

　このたびは本書をご利用いただき、誠に有難うございます。

　本書は、理学療法士国家試験・作業療法士国家試験の第50回より第59回までの10年間の専門基礎分野の問題を各年度ごとに収録しています。

　10年分の問題を解くことによって、出題傾向や出題範囲の把握に役立ちます。国家試験に合格するためには、毎年のように出題される頻度の高い問題をおさえることが必須です。同じテーマの問題でもバリエーションを多く解くことによって、単なる解答の暗記ではなくテーマの理解を深めることにもつながります。また、出題頻度の低い問題でも出題実績のある問題は、新たに出題される可能性がないとはいえません。一度目を通しておくと、実際に本試験で出題された時に慌てることはありません。

　国家試験まで限られた時間での取り組みとなるため、効率のよい学習が望まれます。テキスト等である程度学習をすすめてみて、この問題集にチャレンジして達成度を確かめてみて下さい。また、直前に実践さながらにチャレンジして自信を深めることも重要です。

　本書の問題を繰り返し解くことにより確かな実力をつけ、本試験では、見事合格されますよう、心よりお祈り申し上げます。

　（参考）
　令和6年2月に実施された第59回理学療法士・作業療法士国家試験の合格者数等は下記のとおりです。

|  | 出願者数 | 受験者数 | 合格者数 | 合格率 |
|---|---|---|---|---|
| 理学療法士国家試験 | 13,276人 | 12,629人 | 11,282人 | 89.3% |
| 作業療法士国家試験 | 5,975人 | 5,736人 | 4,840人 | 84.4% |

# 目　次

●●●●●第 50 回 問題●●●●●

午前51 関節とその形状の組合せについて正しいのはどれか。
1．肩関節 ──────── 鞍関節
2．肘関節 ──────── 球関節
3．上橈尺関節 ────── 車軸関節
4．橈骨手根関節 ──── 平面関節
5．母指CM関節 ───── 蝶番関節

午前52 筋と支配神経の組合せで正しいのはどれか。
1．腸骨筋 ──────── 大腿神経
2．大殿筋 ──────── 上殿神経
3．小殿筋 ──────── 下殿神経
4．前脛骨筋 ─────── 脛骨神経
5．内閉鎖筋 ─────── 閉鎖神経

午前53 頭部MRIのT2強調像を示す。海馬はどれか。

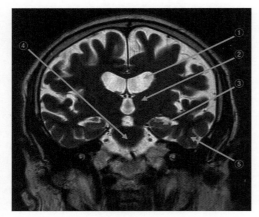

1．①
2．②
3．③
4．④
5．⑤

午前54 中脳レベルの横断面の模式図を示す。錐体路はどれか。

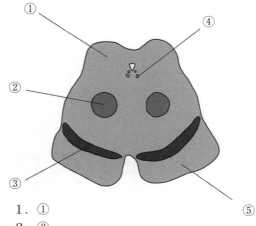

1．①
2．②
3．③
4．④
5．⑤

午前55 二重神経支配の筋はどれか。
1．肘　筋
2．上腕筋
3．浅指屈筋
4．手の骨間筋
5．尺側手根屈筋

午前56 洞結節があるのはどれか。
1．右心房
2．右心室
3．左心房
4．頸動脈洞
5．冠静脈洞

午前57 平衡聴覚器の解剖について正しいのはどれか。2つ選べ。
1．耳管は咽頭に開口している。
2．鼓膜はキヌタ骨に接している。
3．内耳は側頭骨の錐体部内にある。
4．前庭は蝸牛と三半規管からなる。
5．中耳には聴覚と平衡覚をつかさどる感覚器がある。

**午前58　胸部の解剖について正しいのはどれか。**

1. 縦隔の後面は心臓である。
2. 肺の栄養血管は肺動脈である。
3. 区域気管支は左右10本ずつある。
4. 第3肋骨は胸骨柄と関節を形成する。
5. 臓側胸膜と壁側胸膜とは連続している。

**午前59　消化器について正しいのはどれか。**

1. 胆汁は胆嚢で産生される。
2. 膵臓は胃の後方に位置する。
3. 大腸は結腸と直腸からなる。
4. 小腸は十二指腸と回腸からなる。
5. 胃の肛門側の開口部を噴門という。

**午前60　動脈の触診部位で誤っているのはどれか。**

⊗：触診部位

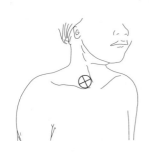

1. 鎖骨下動脈　　　2. 上腕動脈

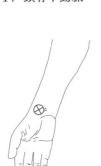

3. 橈骨動脈　　　4. 膝窩動脈

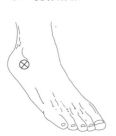

5. 足背動脈

**午前61　神経線維の特徴で正しいのはどれか。**

1. 脳の白質は無髄神経線維である。
2. 無髄神経線維はRanvier絞輪を有する。
3. 自律神経節後線維は有髄神経線維である。
4. 有髄神経線維は太いほど圧迫で障害を受けやすい。
5. 有髄神経線維の伝導速度は線維の直径と反比例する。

**午前62　折りたたみナイフ現象に関与する感覚神経線維はどれか。**

1. Ia
2. Ib
3. Ⅱ
4. Ⅲ
5. Ⅳ

**午前63　運動負荷による生体反応で誤っているのはどれか。**

1. 脳血流は増加する。
2. 冠血流は増加する。
3. 肝血流は減少する。
4. 筋血流は増加する。
5. 皮膚血流は増加する。

**午前64　組織液の還流で正しいのはどれか。**

1. 肝障害では浮腫は生じない。
2. 組織液が過剰になった状態を浮腫という。
3. 組織液の90%が毛細リンパ管に流入する。
4. リンパ管内のリンパは主幹動脈に流入する。
5. 組織液中の高分子の蛋白はリンパ管より末梢血管に多く流入する。

**午前65　血液中の血小板について誤っているのはどれか。**

1. 寿命は約120日である。
2. 直径は2～5μmである。
3. 骨髄系幹細胞から生成される。
4. 減少すると出血時間が延長する。
5. 20万/mm³は基準範囲内である。

午前66 栄養素と吸収部位の組合せで正しいのは
どれか。

1. 糖 ──────── 空 腸
2. 鉄 ──────── 結 腸
3. 脂 肪 ──────── 十二指腸
4. 蛋白質 ──────── 胃
5. ビタミン B₁₂ ──── 空 腸

午前67 排尿で正しいのはどれか。2つ選べ。

1. 排尿反射の中枢は腰髄にある。
2. 外尿道括約筋は随意制御できる。
3. 膀胱は副交感神経活動で収縮する。
4. 外尿道括約筋は陰部神経活動で弛緩する。
5. 内尿道括約筋は副交感神経活動で収縮する。

午前68 内分泌器官と分泌されるホルモンの組合
せで誤っているのはどれか。

1. 松果体 ──────── カルシトニン
2. 視床下部 ──────── ソマトスタチン
3. 副腎皮質 ──────── コルチゾール
4. 下垂体前葉 ──────── 成長ホルモン
5. 下垂体後葉 ──────── バソプレシン

午前69 図のようにてこが釣り合っている場合、
支点Cに作用する力の大きさはどれか。ただ
し、てこに重さはないものとする。

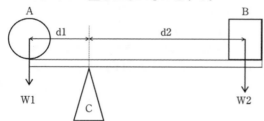

W1：物体Aにかかる力（N）
W2：物体Bにかかる力（N）
d1：物体Aから支点Cまでの距離（m）
d2：物体Bから支点Cまでの距離（m）

1. W1 + W2
2. d2 × W2 ／ d1
3. d1 × W1 ／ d2
4. d1 × W1 + d2 × W2
5. d1 × W2 + d2 × W1

午前70 基本肢位からの肩関節の運動で正しいの
はどれか。

1. 広背筋は屈曲に作用する。
2. 棘上筋は内転に作用する。
3. 大円筋は外旋に作用する。
4. 肩甲下筋は内旋に作用する。
5. 棘下筋は水平屈曲に作用する。

午前71 前腕の回内に働く筋はどれか。

1. 深指屈筋
2. 示指伸筋
3. 尺側手根屈筋
4. 橈側手根屈筋
5. 長橈側手根伸筋

午前72 基本肢位からの股関節の運動とそれに作
用する筋の組合せで正しいのはどれか。2つ
選べ。

1. 外 旋 ──── 大殿筋
2. 伸 展 ──── 腸腰筋
3. 内 転 ──── 中殿筋
4. 屈 曲 ──── 大腿二頭筋
5. 屈 曲 ──── 大腿筋膜張筋

午前73 足部の運動で正しいのはどれか。2つ選
べ。

1. 第三腓骨筋は内がえしに作用する。
2. 長母指伸筋は外がえしに作用する。
3. 長腓骨筋は横アーチの維持に作用する。
4. 長指屈筋は内側縦アーチの維持に作用する。
5. 後脛骨筋は外側縦アーチの維持に作用する。

午前74 正常歩行時の重心移動幅の減少への関与
が小さいのはどれか。

1. 骨盤傾斜
2. 二重膝作用
3. 膝関節の回旋
4. 骨盤の回旋運動
5. 骨盤の側方移動

午前75 疾患と病理変化の組合せで誤っているのはどれか。
1. Parkinson 病 ―――――― 大脳白質の変性
2. 多発性硬化症 ―――――― 中枢神経の脱髄
3. Huntington 病 ―――――― 線条体の変性
4. Alzheimer 型認知症 ――― 大脳皮質の変性
5. 筋萎縮性側索硬化症 ――― 脊髄前角細胞の脱落

午前76 冠血流を減少させる要因はどれか。
1. 収縮期血圧の低下
2. 心拍数の低下
3. 大動脈弁狭窄
4. 心房中隔欠損
5. 僧帽弁狭窄

午前77 細菌感染によるのはどれか。
1. 梅毒
2. 痘瘡
3. 風疹
4. 猩紅熱
5. トラコーマ

午前78 ボツリヌス菌毒素製剤の作用機序について正しいのはどれか。
1. 末梢神経の破壊
2. ミトコンドリアの ATP 産生停止
3. アクチンとミオシン頭部の結合抑制
4. 抗アセチルコリン受容体抗体の産生
5. 神経終末部でのアセチルコリン分泌抑制

午前79 「30 分後にベルが鳴ったら訓練を終了してください」という課題を遂行する際に活用する記憶はどれか。
1. 意味記憶
2. 展望記憶
3. 手続き記憶
4. プライミング
5. エピソード記憶

午前80 MMSE（mini mental state examination）に含まれ、HDS-R（改訂長谷川式簡易知能評価スケール）には含まれない項目はどれか。
1. 計算
2. 見当識
3. 遅延再生
4. 構成課題
5. 言語流暢性課題

午前81 認知療法について正しいのはどれか。
1. 認知の歪みに働きかける。
2. 認知機能の改善効果がある。
3. 幼少期のこころの問題を主な対象とする。
4. 自動思考は無意識であるため同定しない。
5. 悲観的な思考を楽観的な思考に置き換える。

午前82 国際生活機能分類（ICF）で活動に含まれるのはどれか。
1. 嚥下
2. 歩行
3. 言語表出
4. 呼吸機能
5. 関節の可動性

午前83 脊髄損傷の感覚について正しいのはどれか。
1. 馬尾神経症候群ではみられない。
2. 中心性頸髄損傷では上肢より下肢に強い。
3. 脊髄円錐症候群では肛門周囲が障害される。
4. 前脊髄動脈症候群では位置覚が障害される。
5. Brown-Séquard 症候群では病巣の反対側の位置覚が障害される。

午前84 頭頂葉の病変で生じる症候はどれか。
1. 歩行失行
2. 視覚失認
3. Anton 症状
4. Parkinson 症状
5. Gerstmann 症候群

午前85　我が国における平成23年以降の死因の第1～3位の組合せで正しいのはどれか。

| | 1位 | 2位 | 3位 |
|---|---|---|---|
| 1. | 悪性新生物 | 心　疾　患 | 脳血管疾患 |
| 2. | 悪性新生物 | 心　疾　患 | 自　　　殺 |
| 3. | 悪性新生物 | 心　疾　患 | 肺　　　炎 |
| 4. | 悪性新生物 | 脳血管疾患 | 心　疾　患 |
| 5. | 悪性新生物 | 脳血管疾患 | 肺　　　炎 |

午前86　病原体と主な感染経路の組合せで正しいのはどれか。
1. 結　核 ——— 経口感染
2. MRSA ——— 接触感染
3. 破傷風 ——— 媒介動物による感染
4. A型肝炎 ——— 血液による感染
5. 帯状疱疹 ——— 飛沫感染

午前87　痙縮を生じにくい疾患はどれか。
1. 脳梗塞
2. 外傷性脳損傷
3. 中心性頸髄損傷
4. 胸椎黄色靭帯骨化症
5. 腰椎椎間板ヘルニア

午前88　物につかまらず立てる乳児においてみられるのはどれか。
1. 自動歩行
2. Moro 反射
3. 手掌把握反射
4. パラシュート反応
5. 非対称性緊張性頸反射

午前89　変形性関節症について正しいのはどれか。
1. 若年者に好発する。
2. 滑膜炎から軟骨の変性に至る。
3. 股関節では二次性股関節性が多い。
4. 膝関節では女性に比べ男性の有病率が高い。
5. 発症要因として遺伝的素因は認められない。

午前90　骨折後に偽関節を生じやすいのはどれか。
1. 手の舟状骨
2. 鎖骨遠位部
3. 橈骨遠位部
4. 中手骨骨幹部
5. 上腕骨近位部

午前91　急性心筋梗塞の発症後の血液検査所見でないのはどれか。
1. 白血球数増加
2. トロポニンI上昇
3. クレアチニン上昇
4. 乳酸脱水素酵素（LD）上昇
5. クレアチンキナーゼ（CK）上昇

午前92　筋強直性ジストロフィーにみられるのはどれか。2つ選べ。
1. 痙　縮
2. 下垂足
3. 斧状顔貌
4. ジストニア
5. 有痛性けいれん

午前93　Guillain-Barré 症候群について正しいのはどれか。
1. 顔面神経麻痺から発症する。
2. 髄液中の蛋白が上昇する。
3. 自律神経障害はみられない。
4. 呼吸筋麻痺はみられない。
5. 再発と寛解とを繰り返す。

午前94　大腸癌について誤っているのはどれか。
1. 食生活が発症に影響する。
2. 組織型は腺癌が最も多い。
3. 転移は肺転移が最も多い。
4. 我が国では胆管癌より有病率が高い。
5. 便潜血陽性が診断上重要な所見である。

午前95　肝硬変の患者が多量の吐血をした場合の原因として可能性が高いのはどれか。
1. 出血性胃炎
2. 吻合部潰瘍
3. 食道静脈瘤
4. アカラシア
5. 逆流性食道炎

午前96 Alzheimer 型認知症と比較して Lewy 小体型認知症に特徴的なのはどれか。
1．常同行動
2．取り繕い
3．物盗られ妄想
4．繰り返される幻視
5．初期からの記憶障害

午前97 統合失調症で通院中の女性が壁を凝視したまま動かない。両上肢を挙上させるとそのままの姿勢をとり続けた。考えられるのはどれか。
1．アカシジア
2．悪性症候群
3．急性ジストニア
4．緊張病症候群
5．薬剤性パーキンソニズム

午前98 双極性障害について正しいのはどれか。
1．発症率は女性が2倍多い。
2．気分安定薬が用いられる。
3．Ⅱ型では重度の躁状態がみられる。
4．単極性うつ病より遺伝的素因が少ない。
5．同一個人では躁病相の回数はうつ病相の回数より多い。

午前99 強迫性障害について誤っているのはどれか。
1．曝露反応妨害法が用いられる。
2．強迫行為はさせられ体験による。
3．対称性へのこだわりがみられる。
4．不合理な観念が繰り返し浮かぶ。
5．選択的セロトニン再取り込み阻害薬が用いられる。

午前100 12歳の女児。寝不足の朝、突然に顔面や上肢にぴくつきが生じて物を落とす。このときに意識消失はない。脳波で光過敏性を認める。考えられるのはどれか。
1．覚醒時大発作てんかん
2．若年性ミオクロニーてんかん
3．小児欠神てんかん
4．側頭葉てんかん
5．Lennox-Gastaut 症候群

午後51 骨について正しいのはどれか。
1．皮質骨は骨梁から形成される。
2．皮質骨はコラーゲンを含まない。
3．海綿骨にはハバース管が存在する。
4．海綿骨の表面は骨膜で覆われている。
5．骨端と骨幹端の間に成長軟骨板がある。

午後52 月状骨と関節を構成しないのはどれか。
1．橈 骨
2．三角骨
3．有鉤骨
4．有頭骨
5．小菱形骨

午後53 肋骨に付着する筋はどれか。
1．広背筋
2．僧帽筋
3．小円筋
4．大菱形筋
5．肩甲下筋

午後54 筋と支配神経の組合せで正しいのはどれか。
1．小円筋 ──────── 腋窩神経
2．棘上筋 ──────── 肩甲下神経
3．三角筋 ──────── 肩甲上神経
4．大円筋 ──────── 肩甲上神経
5．肩甲下筋 ─────── 腋窩神経

午後55 筋と付着部の組合せで正しいのはどれか。2つ選べ。
1．恥骨筋 ──────── 大腿骨頸部
2．縫工筋 ──────── 下前腸骨棘
3．短内転筋 ─────── 恥骨上枝
4．長内転筋 ─────── 恥骨結節
5．大腿二頭筋 ────── 腓骨頭

午後56 大脳の領野と部位の組合せで正しいのはどれか。
1．一次運動野 ────── 側頭葉
2．一次嗅皮質 ────── 後頭葉
3．一次視覚野 ────── 前頭葉
4．一次聴覚野 ────── 辺縁葉
5．一次体性感覚野 ─── 頭頂葉

午後57　深腓骨神経が支配する筋はどれか。2つ
　　　　選べ。
　　1．長指伸筋
　　2．後脛骨筋
　　3．短腓骨筋
　　4．第三腓骨筋
　　5．腓腹筋

午後58　上咽頭後壁の触覚をつかさどる神経はど
　　　　れか。
　　1．舌咽神経
　　2．顔面神経
　　3．迷走神経
　　4．三叉神経
　　5．第2頸神経

午後59　大動脈から頭頸部に至る動脈の模式図を
　　　　示す。動脈の位置と名称の組合せで正しいの
　　　　はどれか。

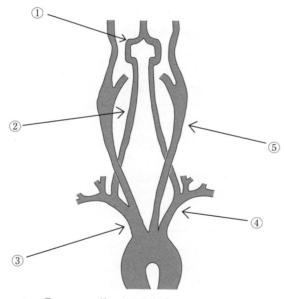

　　1．①────後下小脳動脈
　　2．②────椎骨動脈
　　3．③────総頸動脈
　　4．④────腕頭動脈
　　5．⑤────鎖骨下動脈

午後60　染色体と細胞分裂について正しいのはど
　　　　れか。
　　1．常染色体は46個ある。
　　2．Y染色体はX染色体より大きい。
　　3．減数分裂は生殖細胞にみられる。
　　4．細胞分裂は小胞体の移動から始まる。
　　5．トリソミーとは性染色体が3個ある状態であ
　　　　る。

午後61　運動単位について正しいのはどれか。
　　1．運動神経終末には髄鞘がある。
　　2．運動終板は筋線維の深部に存在する。
　　3．運動神経活動電位の発生によって筋弛緩が生
　　　　じる。
　　4．運動神経終末のシナプス間隙にドパミンが放
　　　　出される。
　　5．正常では1つの筋線維につき1個の神経筋接
　　　　合部が存在する。

午後62　静止している人が、動いている乗り物を
　　　　注視する際にみられる生理的な眼球運動に含
　　　　まれるのはどれか。
　　1．固視微動
　　2．注視眼振
　　3．頭位眼振
　　4．回転後眼振
　　5．視運動性眼振

午後63　副交感神経の作用はどれか。
　　1．気管支の収縮
　　2．心拍数の増加
　　3．涙液の分泌抑制
　　4．膵液の分泌抑制
　　5．内肛門括約筋の収縮

午後64　レム睡眠について正しいのはどれか。
　　1．筋緊張が亢進する。
　　2．脳波は高振幅である。
　　3．入眠直後に多く出現する。
　　4．急速眼球運動がみられる。
　　5．一晩に20回程度みられる。

**午後65　酸塩基平衡で正しいのはどれか。**
1．正常の血液 pH は 7.0 である。
2．嘔吐では代謝性アルカローシスになる。
3．過換気では呼吸性アシドーシスになる。
4．呼吸性アルカローシスでは尿は酸性になる。
5．代謝性アルカローシスでは Kussmaul 呼吸が
　みられる。

**午後66　腎臓の尿細管で再吸収されるのはどれか。**
1．アミノ酸
2．イヌリン
3．アンモニア
4．クレアチニン
5．ミオグロビン

**午後67　排便機構で正しいのはどれか。**
1．排便中枢は第 10 ～ 12 胸髄に存在する。
2．排便反射では外肛門括約筋が収縮する。
3．下行結腸に便が貯留すると便意を生じる。
4．胃結腸反射により結腸の蠕動運動が亢進する。
5．副交感神経系は消化管運動に抑制的に作用す
　る。

**午後68　基礎代謝について誤っているのはどれか。**
1．安静臥床で計測する。
2．体温の上昇によって増加する。
3．同性、同年齢ならば体表面積に比例する。
4．代謝当量（METS）は、作業時代謝量÷基礎
　代謝量で表す。
5．食後の消費エネルギー増加は、脂質摂取に比
　べ蛋白質摂取で大きい。

**午後69　筋と呼吸運動の組合せで正しいのはどれ
　か。**
1．横隔膜 ──────── 吸　気
2．腹直筋 ──────── 吸　気
3．大胸筋 ──────── 呼　気
4．内肋間筋 ────── 吸　気
5．胸鎖乳突筋 ──── 呼　気

**午後70　嫌気的代謝の過程で生成される物質はど
　れか。**
1．クエン酸
2．コハク酸
3．リンゴ酸
4．ピルビン酸
5．イソクエン酸

**午後71　肩甲骨の上方回旋に働く筋はどれか。**
1．前鋸筋
2．小胸筋
3．広背筋
4．大菱形筋
5．肩甲挙筋

**午後72　基本肢位からの股関節の運動について正
　しいのはどれか。**
1．屈曲時に腸脛靱帯は緊張する。
2．伸展時に坐骨大腿靱帯は緊張する。
3．外転時に大腿骨頭靱帯は緊張する。
4．内旋時に恥骨大腿靱帯は緊張する。
5．屈曲時に腸骨大腿靱帯は緊張する。

**午後73　疾患または症候と異常歩行の組合せで
　誤っているのはどれか。**
1．運動失調 ──────── 酩酊歩行
2．Parkinson 病 ────── すくみ足歩行
3．脳卒中片麻痺 ────── 尖足歩行
4．総腓骨神経麻痺 ──── 分回し歩行
5．両下肢痙性麻痺 ──── はさみ脚歩行

**午後74　成人の静止立位で正しいのはどれか。**
1．重心線は足関節軸の前方を通る。
2．重心線は膝関節軸の後方を通る。
3．重心線は環椎後頭関節の後方を通る。
4．重心位置は第 2 腰椎のやや前方にある。
5．小児より身長に対する重心位置が高い。

**午後75　扁平上皮癌の特徴はどれか。**
1．粘液を産生する。
2．神経組織に由来する。
3．複数の胚葉成分を含む。
4．細胞は相互に結合している。
5．細胞間に間質成分がみられる。

午後76　心拍出量が最も小さいのはどれか。
1．背臥位
2．腹臥位
3．右側臥位
4．左側臥位
5．リクライニング位

午後77　頭部 CT を示す。出血部位はどれか。
1．頭頂葉皮質下
2．放線冠
3．被　殻
4．視　床
5．橋

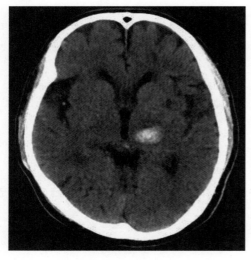

午後78　個人的な無意識とは別に「神話や伝承な
　　　　どに人類共通の普遍的無意識がある」と言っ
　　　　たのはどれか。
1．Adler
2．Jaspers
3．Jung
4．Kraepelin
5．Schneider

午後79　憧れの人の口調や身振りをまねる心理は
　　　　どれか。
1．昇　華
2．退　行
3．同一化
4．反動形成
5．置き換え

午後80　図に示す課題を用いるのはどれか。

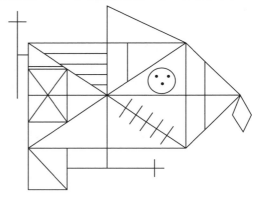

1．Bender gestalt test
2．Raven's colored progressive matrices
3．Rey auditory verbal learning test
4．Rey-Osterrieth complex figure test
5．Stroop test

午後81　訓練療法はどれか。
1．催眠療法
2．絵画療法
3．森田療法
4．精神分析療法
5．来談者中心療法

午後82　院内感染対策として適切でないのはどれ
　　　　か。
1．二次感染の防止
2．感染経路の把握
3．ガウンテクニック
4．抗菌薬の予防的投与
5．院内ガイドラインの作成

午後83　介護保険法の特定疾病に含まれるのはど
　　　　れか。
1．筋ジストロフィー
2．多発性硬化症
3．多発性筋炎
4．ポリオ後症候群
5．Parkinson 病

**午後84** 出血部位と出現しやすい症候の組合せで正しいのはどれか。

1．被 殻 ―――― 作 話
2．皮質下 ―――― 複 視
3．視 床 ―――― 注意障害
4．小 脳 ―――― 反響言語
5．橋 ―――――― 半側空間無視

**午後85** 結核について正しいのはどれか。

1．病変は肺に限局する。
2．菌は胃酸の中では死滅する。
3．初期から閉塞性換気障害を呈する。
4．我が国では新規発症は年間100例未満である。
5．診断した医師は保健所に届け出なければならない。

**午後86** HIV（ヒト免疫不全ウイルス）について誤っているのはどれか。

1．HIV 感染によりニューモシスチス・カリニ肺炎の発症率が上昇する。
2．AIDS（後天性免疫不全症候群）は HIV 感染によって生じる。
3．AIDS 発症の抑制に有効な治療薬がある。
4．HIV は喀痰から感染する危険が高い。
5．HIV は T リンパ球を死滅させる。

**午後87** 原始反射とその説明の組合せで正しいのはどれか。

1．Moro 反射 ――――――― 両上肢の挙上
2．緊張性迷路反射 ―――― 腹臥位での四肢の伸展
3．非対称性緊張性迷路反射 ― 顔を向けた側の上下肢屈曲
4．Galant 反射 ――――――― 刺激側が凸になる体幹の側屈
5．台のせ反応 ――――――― 刺激側足関節の底屈

**午後88** 小児の正常発達で最も早く可能になるのはどれか。

1．手掌握り
2．高這い移動
3．1人で座る
4．つかまり立ち
5．バイバイをする

**午後89** 加齢に伴い増加するのはどれか。

1．速筋線維
2．ビタミンD
3．成長ホルモン
4．α運動神経細胞
5．炎症性サイトカイン

**午後90** 骨折の名称と部位の組合せで正しいのはどれか。

1．Monteggia 骨折 ――――― 上腕骨
2．Cotton 骨折 ―――――――― 橈 骨
3．Malgaigne 骨折 ―――――― 骨 盤
4．Jefferson 骨折 ――――――― 大腿骨
5．Bennett 骨折 ――――――― 脛 骨

**午後91** 頸椎椎間板ヘルニアについて正しいのはどれか。

1．女性に多く発症する。
2．60 ～ 70 代に好発する。
3．下肢症状より上肢症状で始まることが多い。
4．C6、7 間の外側型ヘルニアでは腕橈骨筋反射が亢進する。
5．座位で両肩関節を過外転すると橈骨動脈の拍動が減弱する。

**午後92** Duchenne 型筋ジストロフィーの特徴で正しいのはどれか。

1．下肢筋力が上肢筋力より早く低下する。
2．出生時から筋緊張低下がみられる。
3．15 ～ 20 歳で歩行不能となる。
4．常染色体劣性遺伝である。
5．ミオトニア現象を認める。

**午後93** 筋萎縮性側索硬化症にみられるのはどれか。

1．筋固縮
2．痛覚脱失
3．測定異常
4．線維束攣縮
5．筋の仮性肥大

午後94　急性膵炎について正しいのはどれか。
1．膵石がみられる。
2．60歳以上の女性に多い。
3．アルコール性が最も多い。
4．初期から糖尿病を合併する。
5．重症での死亡率は1％未満である。

午後95　右心不全の直接的原因として正しいのは
　　　　どれか。
1．高血圧
2．肥大型心筋症
3．僧帽弁閉鎖不全症
4．原発性肺高血圧症
5．大動脈弁閉鎖不全症

午後96　アルコール依存症に関連が少ないのはど
　　　　れか。
1．ペラグラ脳症
2．Cotard症候群
3．Wernicke脳症
4．Liepmann現象
5．Korsakoff症候群

午後97　自我の障害はどれか。
1．アンヘドニア
2．観念奔逸
3．妄想気分
4．離人症
5．連合弛緩

午後98　家族がすぐにでも病気になるのではない
　　　　か、という心配を繰り返し訴えるのはどれか。
1．解離性障害
2．強迫性障害
3．社交（社会）不安障害
4．全般性不安障害
5．広場恐怖

午後99　パーソナリティ障害と特徴の組合せで正
　　　　しいのはどれか。
1．依存性パーソナリティ障害 ——— 嗜　癖
2．演技性パーソナリティ障害 ——— 被暗示性
3．回避性パーソナリティ障害 ——— 冷　淡
4．統合失調質パーソナリティ障害 — 攻撃性
5．非社会性パーソナリティ障害 ——— 几帳面

午後100　小児の精神障害で正しいのはどれか。
1．吃音は女児に多い。
2．分離不安障害は学童期に多い。
3．反応性愛着障害は過度に警戒的である。
4．反抗挑戦性障害の症状は家庭内に限局する。
5．注意欠陥／多動性障害では成長につれて多動
　　よりも不注意が軽快しやすい。

●●●●第51回 問題●●●●

午前51　内胚葉に由来するのはどれか。
1．中枢神経
2．腸　管
3．血　管
4．筋
5．骨

午前52　手根骨を図に示す。矢印の部位はどれか。

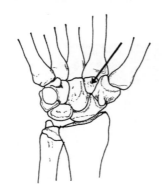

1．有鈎骨
2．有頭骨
3．舟状骨
4．小菱形骨
5．大菱形骨

午前53　脊髄について正しいのはどれか。
1．下端は第5腰椎までである。
2．後根は脊髄神経節をつくる。
3．終糸は尾骨前面に付着する。
4．中心管の周囲に白質が存在する。
5．脊髄円錐は脳と脊髄の移行部である。

午前54　閉鎖神経に支配されるのはどれか。
1．薄　筋
2．縫工筋
3．半腱様筋
4．半膜様筋
5．大腿二頭筋長頭

午前55　痛覚の脊髄神経路で正しいのはどれか。
1．薄　束
2．楔状束
3．赤核脊髄路
4．外側脊髄視床路
5．外側皮質脊髄路

午前56　脳底における脳の動脈枝の模式図を示す。主な支配領域が側頭葉外側底面である動脈はどれか。

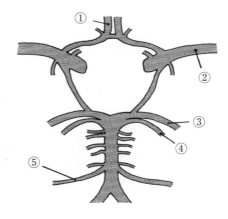

1．①
2．②
3．③
4．④
5．⑤

午前57　上大静脈と下大静脈とを結ぶ静脈はどれか。
1．奇静脈
2．腎静脈
3．脾静脈
4．鎖骨下静脈
5．上腸間膜静脈

午前58　消化器系について正しいのはどれか。
1．食道は気管の前方に位置する。
2．胃体の下端部を胃底という。
3．十二指腸は粘膜ヒダに富む。
4．空腸に続いて回腸がある。
5．横行結腸右端は下行結腸に連なる。

午前59　平衡聴覚器について正しいのはどれか。
1．半規管は頭部の回転運動を感知する。
2．半規管は蝸牛神経の支配を受ける。
3．半規管にはコルチ器が存在する。
4．蝸牛管は内リンパの流れが受容器の刺激となる。
5．蝸牛管には耳石が存在する。

午前60 皮膚について誤っているのはどれか。
1．立毛筋は横紋筋である。
2．表皮には基底層が含まれる。
3．真皮には感覚受容器が分布する。
4．エクリン腺は全身の皮膚に分布する。
5．皮下組織は脂肪細胞で占められている。

午前61 破骨細胞について正しいのはどれか。
1．骨小腔に存在する。
2．骨芽細胞を破壊する。
3．不動で活性が低下する。
4．巨大な多核細胞である。
5．プロテオグリカンを合成する。

午前62 骨格筋の収縮について誤っているのはどれか。
1．電気刺激を与えた場合に筋活動電位が収縮に先行して生じる。
2．支配神経に単一刺激を加えて起こる収縮を単収縮という。
3．単収縮が連続して起こると階段現象がみられる。
4．刺激頻度を5～6Hzに上げると強縮が起こる。
5．速筋は遅筋に比べ強縮を起こす刺激頻度の閾値が高い。

午前63 神経筋接合部の神経伝達物質はどれか。
1．ドパミン
2．セロトニン
3．アドレナリン
4．γアミノ酪酸
5．アセチルコリン

午前64 運動時の変化について正しいのはどれか。
1．脳の血流量が増加する。
2．皮膚血流量が減少する。
3．内臓血管の拡張が起こる。
4．骨格筋の血管収縮が起こる。
5．心臓への静脈還流量が増加する。

午前65 強制呼気時に働く筋はどれか。
1．胸鎖乳突筋
2．外肋間筋
3．大胸筋
4．横隔膜
5．腹斜筋

午前66 胆汁について正しいのはどれか。
1．pHは酸性である。
2．消化酵素が含まれる。
3．胆細管から分泌される。
4．総胆管から小腸内に排出される。
5．小腸内の胆汁は大半が大腸で再吸収される。

午前67 体温について正しいのはどれか。
1．甲状腺ホルモンは熱産生を減少させる。
2．末梢血管収縮で熱放散が低下する。
3．体温調節中枢は小脳にある。
4．食物摂取により低下する。
5．夜間睡眠時に上昇する。

午前68 排卵を誘発するのはどれか。
1．黄体ホルモン上昇
2．オキシトシン上昇
3．卵巣ホルモン低下
4．黄体形成ホルモン上昇
5．卵胞刺激ホルモン低下

午前69　図のような輪軸を利用して、力Fで18kg
　　　　の物体を引き上げた（ひもの摩擦と重さは無
　　　　視できるものとする）。ひもを引く最小限の
　　　　力Fはどれか。ただし、100gの物体を引き
　　　　上げるのに必要な力を1Nとする。

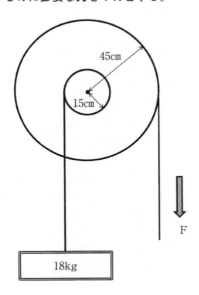

1．　　20 N
2．　　60 N
3．　　180 N
4．　　540 N
5．1,620 N

午前70　肩関節の外旋筋はどれか。
　1．肩甲下筋
　2．広背筋
　3．三角筋前部
　4．小円筋
　5．大胸筋

午前71　手について正しいのはどれか。
　1．側副靱帯はMP関節屈曲で緊張する。
　2．母指のCM関節は3度の自由度をもつ。
　3．手のアーチ構造は横アーチのみからなる。
　4．手掌の皮膚は手背の皮膚に比べ伸展性に富む。
　5．鉤形握りは母指と他の指の対立運動により可
　　　能となる。

午前72　足部縦アーチの保持に関与する筋・靱帯
　　　　で正しいのはどれか。
　1．虫様筋
　2．後脛骨筋
　3．前距腓靱帯
　4．短母指伸筋
　5．浅横中足靱帯

午前73　顔面の筋の作用で正しいのはどれか。
　1．頬筋は頬壁を歯列に押し付ける。
　2．大頬骨筋は下唇を下制する。
　3．オトガイ筋は口裂を閉じる。
　4．口輪筋は口角を挙上する。
　5．鼻根筋は鼻孔を広げる。

午前74　次の歩行周期で足関節が最も底屈位とな
　　　　るのはどれか。
　1．踵接地
　2．足底接地
　3．立脚中期
　4．爪先離地
　5．遊脚中期

午前75　輸血時に移植片対宿主病が起こる可能性
　　　　が最も高いのはどれか。
　1．血小板濃厚液
　2．新鮮血
　3．新鮮冷凍血漿
　4．赤血球濃厚液
　5．保存血

午前76　良性腫瘍と比較した悪性腫瘍の特徴はど
　　　　れか。
　1．出血壊死が少ない。
　2．細胞の分化度が高い。
　3．クロマチンが増加する。
　4．膨脹性発育がみられる。
　5．細胞質に対して核の占める割合が小さい。

午前77　心尖部の聴診で心室収縮期に持続する逆流性雑音を聴取するのはどれか。
1．大動脈弁狭窄症
2．心室中隔欠損症
3．心房中隔欠損症
4．肺動脈弁狭窄症
5．僧帽弁狭窄症

午前78　転移・逆転移で適切なのはどれか。
1．転移は逆転移を誘発する。
2．陰性転移の解釈は避ける。
3．逆転移は治療の阻害因子となる。
4．逆転移は治療者の意識的反応である。
5．心理治療の目標は陽性転移の出現である。

午前79　「自分が幼稚園に行っている間にお母さんがいなくなってしまう」と思いこみ、登園をしぶる心理はどれか。
1．退行
2．抑圧
3．置き換え
4．反動形成
5．分離不安

午前80　遅延再生を含まないのはどれか。
1．リバーミード行動記憶検査〈RBMT〉
2．Mini Mental State Examination〈MMSE〉
3．改訂長谷川式簡易知能評価スケール〈HDS-R〉
4．Rey Auditory Verbal Learning Test〈RAVLT〉
5．Raven's Colored Progressive Matrices〈RCPM〉

午前81　技法としてホームワーク〈宿題〉を用いるのはどれか。
1．内観療法
2．森田療法
3．現存在分析
4．認知行動療法
5．精神分析療法

午前82　長期の安静臥床によって上昇するのはどれか。
1．免疫能
2．耐糖能
3．静脈還流量
4．尿中カルシウム
5．クレアチニン・クリアランス

午前83　Gerstmann症候群に認められるのはどれか。
1．健忘
2．失算
3．失構音
4．遂行機能障害
5．半側空間無視

午前84　Barthel Indexで正しいのはどれか。
1．歩行には坂道歩行を含まない。
2．100点であれば社会生活に支障はない。
3．トイレ動作にはトイレの出入りを含まない。
4．食事動作は補助具を使用しない状態で評価する。
5．車椅子からベッドへの移乗には車椅子操作は含まない。

午前85　赤血球沈降速度が低下するのはどれか。
1．貧血
2．肝硬変
3．悪性腫瘍
4．細菌感染
5．播種性血管内凝固症候群〈DIC〉

午前86　食道静脈瘤について正しいのはどれか。
1．食道の中下部に好発する。
2．吐血はコーヒー残渣様である。
3．門脈圧の低下が原因で形成される。
4．治療は食道離断術が第一選択である。
5．初期のものは内視鏡で観察すると赤色にみえる。

午前87　アルコール性肝障害について正しいのはどれか。
1．アルコール性肝炎は自覚症状に乏しい。
2．アルコール性脂肪肝では腹痛がみられる。
3．アルコール積算飲酒量と肝障害の発症率は無関係である。
4．アルコール性肝硬変では断酒を続けても組織病変は正常化しない。
5．アルコール性肝硬変では肝細胞癌の発症率が健常者の3倍以上である。

午前88　心不全に特徴的な呼吸はどれか。
1．下顎呼吸
2．陥没呼吸
3．奇異呼吸
4．起座呼吸
5．鼻翼呼吸

午前89　6～12歳におけるGMFCSレベルと動作能力の組合せで正しいのはどれか。
1．Ⅰ ——— 階段で手すり使用
2．Ⅱ ——— 装具なしで歩行
3．Ⅲ ——— 不整地の歩行
4．Ⅳ ——— 通常の椅子で座位保持
5．Ⅴ ——— 寝返り可能

午前90　福山型筋ジストロフィーについて正しいのはどれか。
1．男児のみに発症する。
2．初発症状は3歳前後でみられる。
3．精神遅滞はDuchenne型に比べて少ない。
4．発症頻度はDuchenne型に比べて少ない。
5．15歳以降も歩行が可能であることが多い。

午前91　加齢による身体構成成分の変化において若年時と比べて体重比が増加するのはどれか。
1．骨　塩
2．脂　肪
3．細胞外液
4．細胞内液
5．細胞性固形物

午前92　認知症をきたす疾患で脳外科的手術によって認知機能が改善する可能性があるのはどれか。2つ選べ。
1．Lewy小体型認知症
2．進行性核上性麻痺
3．慢性硬膜下血腫
4．Wernicke脳症
5．正常圧水頭症

午前93　頸椎後縦靱帯骨化症の症候で正しいのはどれか。
1．鉛管様固縮
2．間欠性跛行
3．膀胱直腸障害
4．下肢腱反射消失
5．Wrightテスト陽性

午前94　突然の左不全片麻痺を呈して搬送された患者の発症後3時間の頭部MRIの拡散強調像を示す。最も考えられるのはどれか。
1．脳出血
2．脳梗塞
3．脳腫瘍
4．脳動静脈瘻
5．くも膜下出血

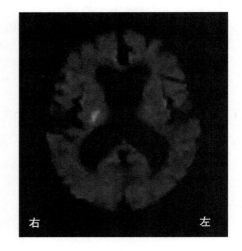

右　　　　　　　　左

午前95　病態とその治療薬の組合せで正しいのは
　　　　どれか。
　1．関節リウマチ ——— メトトレキサート
　2．ジスキネジア ——— L-dopa
　3．重症筋無力症 ——— 抗コリン薬
　4．前立腺肥大症 ——— 男性ホルモン
　5．消化管出血 ——— アスピリン

午前96　病名と症状の組合せで正しいのはどれか。
　1．前頭側頭型認知症 ——— 脱抑制
　2．進行性核上性麻痺 ——— 取り繕い
　3．皮質基底核変性症 ——— 認知の変動
　4．Lewy 小体型認知症 ——— 肢節運動失行
　5．Alzheimer 型認知症 ——— 垂直性眼球運動障害

午前97　統合失調症の前駆期にみられるのはどれか。
　1．聴覚過敏
　2．奇異な妄想
　3．滅裂な思考
　4．感情の平板化
　5．緊張病症候群

午前98　笑いなどの情動で突然に筋緊張が低下し
　　　　脱力する。このような症状がみられるのはど
　　　　れか。
　1．欠神てんかん
　2．側頭葉てんかん
　3．ナルコレプシー
　4．血管迷走神経失神
　5．Jackson 型てんかん

午前99　見捨てられ不安を特徴とするのはどれか。
　1．依存性パーソナリティ障害
　2．演技性パーソナリティ障害
　3．回避性パーソナリティ障害
　4．境界性パーソナリティ障害
　5．自己愛性パーソナリティ障害

午前100　全般的な知能に大きな低下はなく、文字
　　　　を読めば分かるが書くことができない。この
　　　　ような症状がみられるのはどれか。
　1．学習障害
　2．行為障害
　3．広汎性発達障害
　4．Tourette 症候群
　5．注意欠如・多動性障害

午後51　膜性骨化で形成されるのはどれか。
　1．肋　骨
　2．頭蓋骨
　3．上腕骨
　4．手根骨
　5．大腿骨

午後52　上腕骨遠位部の図を示す。矢印の部位は
　　　　どれか。

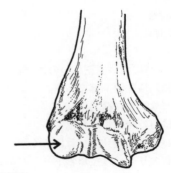

　1．肘頭窩
　2．外側上顆
　3．鈎状突起
　4．内側上顆
　5．上腕骨小頭

午後53　肩甲上神経に支配されるのはどれか。
　1．三角筋
　2．棘上筋
　3．小円筋
　4．大円筋
　5．肩甲下筋

午後54 腸骨翼の外面に付着する筋はどれか。
1. 大腰筋
2. 腸骨筋
3. 中殿筋
4. 梨状筋
5. 大腿筋膜張筋

午後55 大脳辺縁系を構成するのはどれか。2つ選べ。
1. 下垂体
2. 松果体
3. 線条体
4. 乳頭体
5. 扁桃体

午後56 後脊髄小脳路が通るのはどれか。
1. 大脳脚
2. 内側毛帯
3. 上小脳脚
4. 中小脳脚
5. 下小脳脚

午後57 リンパについて正しいのはどれか。
1. 乳び槽は横隔膜上部にある。
2. リンパ管には弁機構はない。
3. 胸管は右の静脈角に合流する。
4. リンパ節は毛細リンパ管にある。
5. 左上肢のリンパは左鎖骨下リンパ本幹に流れ込む。

午後58 泌尿器系について正しいのはどれか。
1. 尿は腎杯、腎盤、尿管の順に流れる。
2. 左腎動脈の方が右腎動脈より長い。
3. 左腎の方が右腎より低位にある。
4. 尿管は膀胱の前上面に開口する。
5. 腎は結腸の前方にある。

午後59 皮膚組織直下に触知できるのはどれか。
1. 軸椎の歯突起
2. 胸骨の頸切痕
3. 上腕骨の結節間溝
4. 尺骨の滑車切痕
5. 寛骨の寛骨臼切痕

午後60 核酸について誤っているのはどれか。
1. RNA にはチミンが含まれる。
2. RNA は1本鎖のポリヌクレオチドからなる。
3. コドンは3つの塩基からなる。
4. DNA にはシトシンが含まれる。
5. DNA は2本鎖のポリヌクレオチドからなる。

午後61 骨格筋の構造で正しいのはどれか。2つ選べ。
1. A帯を明帯という。
2. A帯は筋収縮時に短縮する。
3. I帯の中央部にZ帯がある。
4. Z帯は筋収縮時に伸長する。
5. Z帯とZ帯との間を筋節という。

午後62 単一筋線維が発生する張力の大きい順に並んでいるのはどれか。
1. タイプIIA ＞ タイプIIB ＞ タイプI
2. タイプIIB ＞ タイプIIA ＞ タイプI
3. タイプI ＞ タイプIIA ＞ タイプIIB
4. タイプIIA ＞ タイプI ＞ タイプIIB
5. タイプIIB ＞ タイプI ＞ タイプIIA

午後63 神経線維について正しいのはどれか。
1. Aα 線維は錘外筋線維を支配する。
2. Aβ 線維は錘内筋線維を支配する。
3. Aγ 線維は皮膚の痛覚を伝える。
4. Aδ 線維は自律神経の節前線維である。
5. C 線維は圧覚を伝える。

午後64 眼球構成体の説明で正しいのはどれか。
1. 角膜は光信号を電気信号に変換する。
2. 虹彩は涙液を産生する。
3. 硝子体は網膜に入る光量を調整する。
4. 網膜は眼球の内圧を保つ。
5. 毛様体は水晶体の厚さを変化させる。

午後65 副交感神経の作用はどれか。
1. 瞳孔散大
2. 発汗促進
3. 心拍数減少
4. 気管支の拡張
5. 消化液の分泌抑制

午後66　呼吸循環調節系について正しいのはどれか。
1．頸動脈小体は血中の酸素分圧の低下を感知する。
2．頸動脈小体は総頸動脈と鎖骨下動脈の分岐部にある。
3．大動脈弓の圧受容器からの求心路は舌咽神経である。
4．頸動脈洞の圧受容器からの求心路は迷走神経である。
5．血中の酸素分圧の低下は化学受容体を介して脊髄に伝えられる。

午後67　排尿機構で正しいのはどれか。
1．排尿筋は平滑筋である。
2．排尿の一次中枢は腰髄にある。
3．外尿道括約筋は陰部神経活動で弛緩する。
4．副交感神経を刺激すると排尿筋は弛緩する。
5．排尿を我慢するときは副交感神経優位となる。

午後68　高齢者にみられる変化で正しいのはどれか。
1．骨吸収は停止する。
2．残気量は減少する。
3．収縮期血圧は下降する。
4．水晶体は蛋白変性する。
5．皮膚の痛み閾値は低下する。

午後69　肩関節外転方向で上肢を挙上するとき最も関与が少ない筋はどれか。
1．棘上筋
2．三角筋
3．前鋸筋
4．僧帽筋
5．肩甲挙筋

午後70　基本肢位からの股関節の運動とそれに作用する筋の組合せで正しいのはどれか。
1．外　転 ——— 薄　筋
2．外　旋 ——— 半腱様筋
3．屈　曲 ——— 恥骨筋
4．内　旋 ——— 大殿筋
5．内　転 ——— 梨状筋

午後71　椅子座位姿勢で膝関節屈曲位から完全伸展したときにみられるのはどれか。
1．外側側副靱帯の弛緩
2．内側側副靱帯の弛緩
3．前十字靱帯の緊張
4．後十字靱帯の緊張
5．半月板の後方移動

午後72　立位姿勢時の重心について正しいのはどれか。
1．仙骨の後方にある。
2．閉眼すると後方に移動する。
3．小児は相対的に成人より足底に近い。
4．重心線は膝関節中心の後方1〜2cmを通る。
5．重心動揺面積は老年期には加齢に伴い増大する。

午後73　エネルギー代謝率の計算式で正しいのはどれか。
1．内的仕事量 ÷ 全仕事量
2．基礎代謝量 ÷ 基準体表面積
3．労作代謝量 ÷ 基礎代謝量
4．作業時代謝量 ÷ 安静時代謝量
5．作業時エネルギー消費量 ÷ 安静時エネルギー消費量

午後74　運動学習における結果の知識＜ＫＲ＞の提示について正しいのはどれか。
1．難しい課題では1試行ごとに提示すると学習効率が低下する。
2．運動の誤差修正を行えるようになっても継続する必要がある。
3．成人では学習パフォーマンスを向上させない。
4．誤りの大きさを提示すると有効である。
5．動機付けには効果がない。

午後75　急性炎症の初期にみられるのはどれか。
1．乾酪化
2．線維化
3．血管新生
4．好中球遊走
5．肉芽組織形成

午後76　虚血性心疾患の病態と最も関連があるのはどれか。
1．心筋炎
2．心臓弁膜症
3．肺高血圧症
4．冠動脈硬化
5．深部静脈血栓症

午後77　重症熱傷について誤っているのはどれか。
1．イレウスを起こしやすい。
2．胃十二指腸潰瘍を起こしやすい。
3．気道熱傷時は窒息の危険が高い。
4．熱傷深度が深いほど疼痛が強い。
5．受傷直後は循環血液量が減少する。

午後78　抗凝固薬はどれか。
1．レボドパ
2．ビタミンK
3．アドレナリン
4．バクロフェン
5．ワルファリン

午後79　記憶のプライミングについて正しいのはどれか。
1．学習によって習熟する。
2．健忘症候群では障害される。
3．潜在記憶の1つである。
4．短期記憶に分類される。
5．陳述記憶の1つである。

午後80　Erikson による幼児期の心理的発達課題はどれか。
1．自律性の獲得
2．勤勉性の獲得
3．愛着関係の形成
4．自我同一性の確立
5．同年代との親密な関係の構築

午後81　投影法はどれか。2つ選べ。
1．CMI
2．MMPI
3．Rorschach test
4．SCT
5．TMT

午後82　ICF について正しいのはどれか。
1．障害の分類である。
2．活動は個人因子の1つである。
3．参加は環境因子の1つである。
4．機能障害という用語は使用されない。
5．参加とは生活場面への関わりのことである。

午後83　IADL の項目に含まれるのはどれか。
1．化　粧
2．義足の装着
3．バスの利用
4．歩行器を使用した歩行
5．車椅子からベッドへの移乗

午後84　身体障害者障害程度等級表による内部障害でないのはどれか。
1．小腸機能障害
2．心臓機能障害
3．代謝機能障害
4．膀胱機能障害
5．呼吸器機能障害

午後85　胃全摘出術後に起こりやすいのはどれか。
1．脱　水
2．貧　血
3．脂肪便
4．出血傾向
5．低蛋白血症

午後86　痛風について正しいのはどれか。
1．女性に多い。
2．80代に多い。
3．多臓器に症状を起こす。
4．るいそうに合併しやすい。
5．ピロリン酸カルシウム結晶が関節に沈着する。

午後87　CRPS〈複合性局所疼痛症候群〉に関連するのはどれか。
1．Dupuytren 拘縮
2．Volkmann 拘縮
3．Sudeck 骨萎縮
4．無腐性壊死
5．異所性骨化

午後88　右後下小脳動脈の閉塞で発症した脳梗塞でみられないのはどれか。

1．右片麻痺
2．右眼瞼下垂
3．右小脳性運動失調
4．右顔面温痛覚障害
5．左上下肢温痛覚障害

午後89　Guillain-Barré 症候群について正しいのはどれか。

1．高頻度に再発する。
2．痙性麻痺が中核症状である。
3．運動麻痺は一側性に進行する。
4．髄液に異常所見が認められる。
5．ステロイドパルス療法が有効である。

午後90　慢性閉塞性肺疾患の急性増悪時の動脈血ガス分析の所見はどれか。

1．酸素分圧低下、二酸化炭素分圧低下
2．酸素分圧低下、二酸化炭素分圧正常
3．酸素分圧低下、二酸化炭素分圧上昇
4．酸素分圧正常、二酸化炭素分圧低下
5．酸素分圧正常、二酸化炭素分圧上昇

午後91　急性心筋梗塞で左冠動脈閉塞に比べて右冠動脈閉塞に特徴的なのはどれか。

1．房室伝導ブロック
2．心原性ショック
3．心室中隔穿孔
4．心室性頻拍
5．肺うっ血

午後92　中枢神経発生に伴う先天奇形とその特徴の組合せで正しいのはどれか。

1．滑脳症　　　　　　　　　　　脳溝増加
2．全前脳胞症　　　　　　　　　顔面外側の欠損
3．二分脊椎　　　　　　　　　　水頭症合併
4．Arnold-Chiari 奇形　　　　脊髄の頭蓋内嵌入
5．Dandy–Walker 症候群　　　後頭蓋縮小

午後93　Down 症候群で正しいのはどれか。

1．転座型の場合は両親に転座があることは少ない。
2．出現頻度は母親の出産年齢に影響されない。
3．21 番染色体の異常がみられる。
4．両親に対する愛着は少ない。
5．知的障害はみられない。

午後94　高齢者の筋で誤っているのはどれか。

1．筋断面積が減少する。
2．運動単位数が増加する。
3．筋力増強効果はみられる。
4．タイプⅡ線維の萎縮が強い。
5．持久力は筋力に比較して維持される。

午後95　胸部 CT を示す。矢印の所見はどれか。

1．肺　炎
2．胸　水
3．肺　癌
4．肺塞栓
5．心囊液貯留

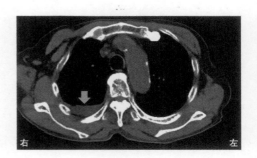

午後96　双極性障害について正しいのはどれか。

1．男性より女性が多い。
2．単極性うつ病より自殺率が高い。
3．単極性うつ病より有病率が高い。
4．単極性うつ病より発症年齢が高い。
5．単極性うつ病より遺伝素因の関与が低い。

午後97　酔うまでの飲酒量が徐々に増加するのはどれか。

1．渇　望
2．耐　性
3．身体依存
4．飲酒中心性
5．山型飲酒サイクル

午後98 回避がみられるのはどれか。
1．心気障害
2．身体化障害
3．強迫性障害
4．全般性不安障害
5．PTSD〈外傷後ストレス障害〉

午後99 特発性正常圧水頭症で誤っているのはど
れか。
1．脳室拡大がみられる。
2．小刻み歩行がみられる。
3．自発性の低下がみられる。
4．髄液で細胞増加がみられる。
5．腰椎−腹腔シャント術が用いられる。

午後100 悪性症候群の症状はどれか。
1．筋弛緩
2．高血糖
3．高　熱
4．徐　脈
5．白血球減少

# ●●●●●第 52 回 問題●●●●●

午前 51　外胚葉から発生するのはどれか。
1．脳
2．心　臓
3．膀　胱
4．卵　巣
5．骨格筋

午前 52　体表から触知できるのはどれか。2つ選べ。
1．歯突起
2．結節間溝
3．胸骨角
4．顆間隆起
5．舟状骨粗面

午前 53　回旋筋腱板を構成する筋はどれか。2つ選べ。
1．棘上筋
2．肩甲挙筋
3．広背筋
4．小円筋
5．前鋸筋

午前 54　第2中手骨底に付着する筋はどれか。
1．円回内筋
2．尺側手根屈筋
3．浅指屈筋
4．長掌筋
5．橈側手根屈筋

午前 55　胸椎に付着する筋はどれか。
1．外腹斜筋
2．肩甲挙筋
3．前鋸筋
4．僧帽筋
5．内腹斜筋

午前 56　二重神経支配の筋はどれか。
1．長内転筋
2．大内転筋
3．中間広筋
4．半膜様筋
5．ヒラメ筋

午前 57　脳血管とその還流域の組合せで正しいのはどれか。
1．前大脳動脈 ——————— 黒　質
2．中大脳動脈 ——————— 海　馬
3．後大脳動脈 ——————— 視　床
4．脳底動脈 ——————— Broca 野
5．椎骨動脈 ——————— 中心前回

午前 58　大脳辺縁系とその働きの組合せで正しいのはどれか。
1．海　馬 ——————— 体温調節
2．嗅　球 ——————— 内分泌
3．視床下部 ——————— 長期記憶
4．帯状回 ——————— 運動学習
5．扁桃体 ——————— 短期記憶

午前 59　同一の臓器から分泌されるホルモンの組合せで誤っているのはどれか。
1．アルドステロン ——————— コルチゾール
2．インスリン ——————— グルカゴン
3．エリスロポエチン ——————— レニン
4．オキシトシン ——————— バソプレシン
5．カルシトニン ——————— パラトルモン

午前 60　視覚器で正しいのはどれか。
1．毛様体には血管がない。
2．虹彩には瞳孔散大筋がある。
3．眼動脈は外頸動脈の分枝である。
4．眼球壁外膜は強膜と内膜からなる。
5．角膜には血管が多数分布している。

午前 61　細胞膜電位について誤っているのはどれか。
1．静止膜電位は負の値である。
2．活動電位は全か無の法則に従う。
3．活動電位の発火直後には不応期が存在する。
4．脱分極で極性が正の部分をオーバーシュートという。
5．カリウムイオンは脱分極のときに細胞外から細胞内に移動する。

午前 62　運動単位について誤っているのはどれか。
1．1個の運動ニューロンとそれに支配される筋線維群を運動単位という。
2．1つの筋肉は多数の運動単位で構成される。
3．1個の運動ニューロンが何本の筋線維を支配しているかを神経支配比という。
4．上腕二頭筋より虫様筋の方が神経支配比は大きい。
5．最も強い筋収縮は筋のすべての運動単位が同期して活動するときに起こる。

午前 63　腱をたたいて骨格筋を急速に伸ばすと起こる筋単収縮に関与するのはどれか。
1．筋紡錘
2．Pacini 小体
3．Ruffini 終末
4．自由神経終末
5．Meissner 小体

午前 64　健常者の安静時呼吸について正しいのはどれか。
1．呼吸数は 25/ 分程度である。
2．呼気時の気道内圧は陽圧である。
3．呼気持の胸腔内圧は陽圧である。
4．呼気時に外肋間筋の収縮がみられる。
5．吸気時に胸鎖乳突筋の収縮がみられる。

午前 65　血液凝固因子はどれか。
1．アルブミン
2．トロンビン
3．ヘモグロビン
4．プラスミノゲン
5．エリスロポエチン

午前 66　胃液の分泌を促進するのはどれか。2つ選べ。
1．胃壁の伸展
2．胃内 pH の低下
3．交感神経の緊張
4．ガストリンの分泌
5．十二指腸内への酸性内容物の流入

午前 67　尿の生成について正しいのはどれか。
1．集合管では尿の希釈を行う。
2．血漿蛋白は糸球体を透過する。
3．血液の濾過は腎小体で行われる。
4．近位尿細管ではアンモニアの再吸収を行う。
5．抗利尿ホルモンは水の再吸収量を減少させる。

午前 68　老化に伴う生理機能の変化で正しいのはどれか。
1．血管抵抗は低下する。
2．残気量は減少する。
3．心拍出量は増加する。
4．肺活量は増加する。
5．予備呼気量は減少する。

午前 69　立位姿勢が安定しているのはどれか。
1．支持基底面が狭い。
2．重心の位置が高い。
3．床と足底の接触面の摩擦抵抗が小さい。
4．上半身と下半身の重心線が一致している。
5．重心線の位置が支持基底面の中心から離れている。

午前 70　肩甲骨の運動とそれに作用する筋の組合せで正しいのはどれか。（正答なし）
1．挙　上 ———————— 小胸筋
2．下　制 ———————— 鎖骨下筋
3．外　転 ———————— 僧帽筋
4．内　転 ———————— 菱形筋
5．下方回旋 ———————— 前鋸筋

午前 71　前腕回外に作用する筋はどれか。
1．長掌筋
2．小指伸筋
3．上腕二頭筋
4．長母指屈筋
5．橈側手根屈筋

午前 72　股関節の運動とそれに作用する筋の組合せで正しいのはどれか。
1．屈　曲 ———————— 梨状筋
2．伸　展 ———————— 大腰筋
3．内　転 ———————— 薄　筋
4．内　旋 ———————— 上双子筋
5．外　旋 ———————— 半腱様筋

午前73 足部アーチについて正しいのはどれか。
1. 外側縦アーチの要石は外側楔状骨である。
2. 外側縦アーチは内側縦アーチよりも長い。
3. 内側縦アーチは外がえしで高くなる。
4. 内側縦アーチは中足指節関節の伸展時に高くなる。
5. 足根骨部の横アーチで高い位置にあるのは立方骨である。

午前74 フィードバックの説明で正しいのはどれか。
1. 平均フィードバックは試行ごとに与える。
2. 帯域幅フィードバックは何回分かをまとめて一度に与える。
3. 同時フィードバックは運動課題を実行している最中に与える。
4. 漸減的フィードバックは誤差が一定の幅を外れた場合に与える。
5. 要約フィードバックは学習の進行に伴い頻度を減らして与える。

午前75 病理学的な悪性度が最も高いのはどれか。
1. 海綿状血管腫
2. 下垂体腺腫
3. 神経膠芽腫
4. 神経鞘腫
5. 髄膜腫

午前76 急性炎症と比較した場合の慢性炎症の特徴はどれか。
1. 血管内皮細胞の損傷
2. 血漿蛋白の滲出
3. 好中球の集積
4. サイトカインの分泌
5. 組織の線維化

午前77 頭部 MRI の T1 強調冠状断像を示す。矢印の部位はどれか。
1. 前頭弁蓋
2. 帯状回
3. 尾状核
4. 海　馬
5. 島

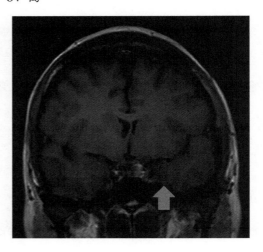

午前78 自分自身が受け入れることができない衝動・観念を、他の人が持っているとする防衛機制はどれか。
1. 反動形成
2. 合理化
3. 否　認
4. 投　影
5. 抑　圧

午前79 老年期における精神保健上の問題として適切なのはどれか。
1. 緘　黙
2. 同一性拡散
3. 社会的孤立
4. 空の巣症候群
5. モラトリアム

午前80 行動療法の技法でないのはどれか。
1. 精神分析
2. 系統的脱感作法
3. 曝露反応妨害法
4. トークンエコノミー法
5. バイオフィードバック法

**午前 81　語の流暢性課題を含む検査はどれか。**

1．MMPI
2．MMSE
3．WCST
4．HDS−R
5．Rorschach テスト

**午前 82　中心性脊髄損傷について正しいのはどれか。2つ選べ。**

1．高齢者に多い。
2．骨傷に伴って生じることが多い。
3．頸椎の過屈曲によって発生することが多い。
4．肛門括約筋の収縮が障害されることが多い。
5．下肢より上肢機能が強く障害されることが多い。

**午前 83　運動障害と評価方法の組合せで正しいのはどれか。**

1．運動失調 ——————— 指鼻試験
2．筋力低下 ——————— Brunnstrom 法ステージ
3．持久力低下 ———— 徒手筋力テスト
4．錐体外路障害 —— Babinski 反射
5．錐体路障害 —— Romberg 試験

**午前 84　観念運動失行の検査はどれか。**

1．「今、何時ですか」
2．「右手の薬指はどれですか」
3．「歯を磨くまねをしてください」
4．「紙を折って封筒に入れてください」
5．「このカードに描いてある絵を覚えてください」

**午前 85　上腕骨外側上顆炎について正しいのはどれか。**

1．男性に多い。
2．高齢者に多い。
3．自発痛はない。
4．手関節伸筋腱の付着部の炎症である。
5．物を持ち上げる際は前腕回内位で行うようにする。

**午前 86　変形性膝関節症について正しいのはどれか。**

1．男性に多い。
2．膝関節液は混濁している。
3．内側楔状足底板が有用な場合が多い。
4．初期の疼痛は動作開始時に出現しやすい。
5．エックス線像では外側関節裂隙が狭小化している場合が多い。

**午前 87　第4腰椎変性すべり症の症候として誤っているのはどれか。**

1．頻　尿
2．下肢痛
3．痙性歩行
4．間欠性跛行
5．会陰部の熱感

**午前 88　脳血管障害について誤っているのはどれか。**

1．高血圧は脳出血の危険因子である。
2．くも膜下出血は女性よりも男性に多い。
3．発作性心房細動は脳塞栓の危険因子である。
4．癌に付随する凝固異常は脳塞栓の原因となる。
5．慢性腎臓病〈CKD〉は脳卒中の危険因子である。

**午前 89　平均的な発症年齢が最も低いのはどれか。**

1．筋強直性ジストロフィー
2．福山型筋ジストロフィー
3．Becker 型筋ジストロフィー
4．Duchenne 型筋ジストロフィー
5．顔面肩甲上腕型筋ジストロフィー

**午前 90　多発性硬化症について正しいのはどれか。**

1．女性よりも男性に多い。
2．再発と寛解を繰り返す。
3．発症は50歳以上が多い。
4．後遺障害を残すことは稀である。
5．白色人種に比べて黄色人種に多い。

午前91　中枢神経の先天奇形とその特徴の組合せで正しいのはどれか。
1．小頭症 ——————————— 脳圧亢進
2．滑脳症 ——————————— 脳溝増加
3．二分脊椎 ——————————— 水頭症合併
4．Dandy-Walker 症候群 —— 後頭蓋縮小
5．Arnold-Chiari 奇形 ——— 脊髄の頭蓋内嵌入

午前92　高齢者の肺炎の特徴として正しいのはどれか。
1．高熱がみられる。
2．誤嚥性肺炎が多い。
3．肺尖部の病巣が多い。
4．咳反射の亢進がみられる。
5．死因となる例は減少している。

午前93　急性心筋梗塞後の運動療法の効果として正しいのはどれか
1．梗塞範囲の減少
2．心室破裂の減少
3．心嚢液貯留の減少
4．左室駆出率の増加
5．急性期心臓死の減少

午前94　内分泌異常と病態の組合せで正しいのはどれか
1．下垂体前葉ホルモン欠損 — 先端巨大症
2．甲状腺機能低下 ——————— Basedow 病
3．抗利尿ホルモン分泌亢進 — 尿崩症
4．副甲状腺機能低下 ————— テタニー
5．副腎皮質機能低下 ————— Cushing 症候群

午前95　医療法で規定されていないのはどれか
1．医療提供の理念
2．医療従事者の責務
3．病院開設者の資格
4．医療行為に対する診療報酬
5．都道府県における医療計画の策定

午前96　双極性障害と比較した場合のうつ病の特徴はどれか。
1．有病率が低い。
2．平均初発年齢が低い。
3．有病率の男女差が小さい。
4．一卵性双生児の罹患一致率が低い。
5．状況要因が誘因となって発症することが少ない。

午前97　小児自閉症について正しいのはどれか。
1．学童期に発症する。
2．脊椎変形を生じる。
3．女児より男児に多く出現する。
4．精神遅滞を伴うことは稀である。
5．大部分の症例でてんかんを認める。

午前98　アルコールの離脱症候群はどれか。2つ選べ。
1．病的酩酊
2．けいれん発作
3．複雑酩酊
4．振戦せん妄
5．Wernicke 脳症

午前99　神経性大食症について正しいのはどれか。
1．女性より男性に多い。
2．高カリウム血症がみられる。
3．神経性無食欲症からの移行はない。
4．カロリーの低いものを過食することが多い。
5．代償行動で最も多いのは自己誘発性嘔吐である。

午前100　再発に高 EE〈Expressed Emotion〉が深く関与している統合失調症患者の治療に有効なのはどれか。
1．自律訓練法
2．認知行動療法
3．生活技能訓練
4．家族心理教育
5．レクリエーション

午後51 上腕骨小結節に付着する筋はどれか。
1. 棘下筋
2. 棘上筋
3. 肩甲下筋
4. 小円筋
5. 上腕二頭筋

午後52 皮下組織の直下に筋腹を触知する筋はどれか。
1. 棘上筋
2. 方形回内筋
3. 小殿筋
4. 中間広筋
5. 長腓骨筋

午後53 腕神経叢の後神経束から分岐する神経はどれか。
1. 腋窩神経
2. 筋皮神経
3. 尺骨神経
4. 正中神経
5. 長胸神経

午後54 舌下神経について正しいのはどれか。
1. 舌筋を支配する。
2. 両側支配である。
3. 神経核は橋にある。
4. 脳の背側から出る。
5. 味覚の求心路である。

午後55 脛骨と腓骨の両方に付着する筋はどれか。
（正答なし）
1. 大腿二頭筋
2. 半腱様筋
3. 前脛骨筋
4. 後脛骨筋
5. 短腓骨筋

午後56 解剖学的構造のうち、白質に分類されるのはどれか。
1. 視　床
2. 脳　梁
3. 被　殻
4. 淡蒼球
5. 脊髄前角

午後57 脳脊髄液の流路において、第三脳室と第四脳室の間に位置するのはどれか。
1. Luschka 孔
2. Magendie 孔
3. Monro 孔
4. 中脳水道
5. 脈絡叢

午後58 胃の解剖について正しいのはどれか。
1. 胃底は胃の下方をいう。
2. 胃の左縁を小弯という。
3. 食道と胃の境に噴門が位置する。
4. 大弯は肝胃間膜によって肝臓と結合している。
5. 胃酸を分泌する腺は幽門前庭に多くみられる。

午後59 腎臓の解剖について正しいのはどれか。
1. 糸球体は腎髄質に位置する。
2. 輸出細動脈は集合管につながる。
3. ネフロンは糸球体と尿細管からなる。
4. 輸入細動脈は Henle 係蹄につながる。
5. 腎乳頭は Bowman 嚢に覆われている。

午後60 細胞分裂の開始に関わるのはどれか
1. Golgi 〈ゴルジ〉装置
2. 中心小体
3. ミトコンドリア
4. リソソーム
5. リボソーム

午後61 1本の神経線維を電気刺激した場合の興奮伝導の説明で正しいのはどれか。2つ選べ。
1. 興奮は一方向に伝わる。
2. 興奮は減衰せずに伝わる。
3. 興奮は太い線維ほど速く伝わる。
4. 興奮は並走する別の線維に伝わる。
5. 有髄線維では興奮が髄鞘に伝わる。

午後62 四肢からの感覚神経伝導路について正しいのはどれか。
1. 触覚の線維は中脳で交叉する。
2. 圧覚の線維は脊髄視床路を通る。
3. 温度覚の線維は脊髄節で交叉する。
4. 一次ニューロンの細胞体は後角にある。
5. 痛覚の伝導路は延髄で二次ニューロンになる。

午後63　運動時の循環反応で誤っているのはどれか。

1．脳血流量は減少する。
2．腎血流量は減少する。
3．静脈還流量は増加する。
4．分時心拍出量は増加する。
5．骨格筋の血流量は増加する。

午後64　交感神経の作用はどれか。

1．瞳孔の縮小
2．膀胱の収縮
3．心拍数の減少
4．気管支の拡張
5．膵液の分泌促進

午後65　右心不全の症候として正しいのはどれか。2つ選べ。

1．肺水腫
2．肝脾腫
3．起坐呼吸
4．下腿浮腫
5．チアノーゼ

午後66　消化酵素について正しいのはどれか。2つ選べ。

1．αアミラーゼはマルトースをブドウ糖に分解する。
2．トリプシンはトリペプチドをアミノ酸に分解する。
3．ペプシンは蛋白質をポリペプチドに分解する。
4．マルターゼはデンプンをデキストリンに分解する。
5．リパーゼは脂肪を脂肪酸とグリセリンに分解する。

午後67　排便機構について正しいのはどれか。

1．外肛門括約筋は平滑筋である。
2．結腸壁が伸展されることで便意が生じる。
3．内肛門括約筋を収縮させることで排便する。
4．排便中枢は大脳皮質からの抑制を受けている。
5．食物で胃が伸展されると大腸の蠕動運動が抑制される。

午後68　分娩後の乳汁分泌に作用するホルモンはどれか。

1．ドパミン
2．エストロゲン
3．プロラクチン
4．プロゲステロン
5．ゴナドトロピン

午後69　代謝について正しいのはどれか。

1．エネルギー代謝率〈RMR〉は基礎代謝量を基準とした運動強度である。
2．基礎代謝量〈BM〉は同性で同年齢ならば体重に比例する。
3．呼吸商〈RQ〉は摂取する栄養素によらず一定である。
4．代謝当量〈MET〉は安静臥位時の代謝量を基準とした運動強度である。
5．特異動的作用〈SDA〉とは食物摂取後の消費エネルギーの減少である。

午後70　肩関節の運動とそれに作用する筋の組合せで正しいのはどれか。

1．屈　曲 ——— 棘上筋
2．伸　展 ——— 大円筋
3．外　転 ——— 棘下筋
4．外　旋 ——— 肩甲下筋
5．内　旋 ——— 小円筋

午後71　手指の運動とそれに作用する筋の組合せで誤っているのはどれか。

1．母指 MP 関節伸展 ——— 短母指伸筋
2．小指 MP 関節屈曲 ——— 短小指屈筋
3．環指 MP 関節外転 ——— 背側骨間筋
4．小指 MP 関節内転 ——— 掌側骨間筋
5．中指 MP 関節伸展 ——— 虫様筋

午後72　膝関節半月板について正しいのはどれか。
　1．外縁は内縁より薄い。
　2．外側半月板は外側側副靱帯に付着しない。
　3．大腿骨と膝蓋骨の適合性を高める。
　4．内側半月板は外側半月板より小さい。
　5．膝関節伸展時には後方に移動する。

午後73　足部の内がえしに作用する筋はどれか。
　　　　2つ選べ。
　1．後脛骨筋
　2．前脛骨筋
　3．第3腓骨筋
　4．短腓骨筋
　5．長指伸筋

午後74　成人の安静開脚立位で正しいのはどれか。
　1．頭部は静止している。
　2．腓腹筋は持続的に活動している。
　3．腹直筋は持続的に活動している。
　4．大腿直筋は持続的に活動している。
　5．重心動揺は左右より前後方向が小さい。

午後75　疾患と病因・病理学的変化の組合せで正
　　　　しいのはどれか。
　1．Creutzfeldt Jakob 病 ——— 感染性疾患
　2．Parkinson 病 ——————— 脱髄疾患
　3．肝性脳症 ——————————— 神経変性疾患
　4．正常圧水頭症 ————————— 血行障害
　5．多発性硬化症 ————————— 腫瘍性疾患

午後76　突然の右不全片麻痺を呈して搬送された
　　　　患者の発症後6時間の頭部CTを示す。最も
　　　　考えられるのはどれか。
　1．視床出血
　2．被殻出血
　3．皮質下梗塞
　4．くも膜下出血
　5．慢性硬膜下血腫

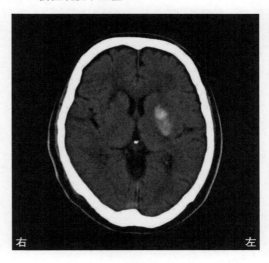

午後77　ワルファリンの作用を減弱させるのはど
　　　　れか。
　1．ビタミン A
　2．ビタミン $B_6$
　3．ビタミン $B_{12}$
　4．ビタミン C
　5．ビタミン K

午後78　正常な肉芽の特徴はどれか。
　1．感染しやすい。
　2．乾燥している。
　3．出血しやすい。
　4．白色である。
　5．分泌物が多い。

午後79　意識することなく再生される記憶はどれ
　　　　か。
　1．即時記憶
　2．意味記憶
　3．近時記憶
　4．手続き記憶
　5．エピソード記憶

午後80 Eriksonによる発達段階で老年期に獲得すべき課題はどれか。
1. 親密
2. 統合
3. 勤勉
4. 自律
5. 同一性

午後81 模擬場面でのリハーサルを技法として用いるのはどれか。
1. 内観療法
2. 箱庭療法
3. 森田療法
4. 認知行動療法
5. 支持的精神療法

午後82 脊髄損傷の自律神経過反射でみられるのはどれか。2つ選べ。
1. 頻脈
2. 高血圧
3. 低血糖
4. 顔面紅潮
5. 損傷レベルより下の発汗

午後83 老研式活動能力指標の質問項目のうち、手段的ADLに該当するのはどれか。
1. 「本や雑誌を読んでいますか」
2. 「年金などの書類が書けますか」
3. 「バスや電車を使って1人で外出できますか」
4. 「家族や友だちの相談にのることがありますか」
5. 「健康についての記事や番組に関心がありますか」

午後84 摂食嚥下障害への対応で正しいのはどれか。
1. 飲水にはぬるま湯を用いる。
2. 咽頭期障害では頭頸部伸展姿勢で嚥下する。
3. 口腔期障害に対しては高粘度の食物を用いる。
4. 先行期障害に対して食事のペースを指導する。
5. 鼻咽腔閉鎖不全に対してはShaker法を用いる。

午後85 上腕骨顆上骨折で正しいのはどれか。
1. 老年期に多い。
2. 原則として手術を行う。
3. 外反肘を生じることが多い。
4. 前腕の循環不全を生じやすい。
5. 肘関節屈曲位での受傷が多い。

午後86 特発性大腿骨頭壊死症について正しいのはどれか。
1. 小児に多い。
2. 手術適応例は少ない。
3. 両側性病変は稀である。
4. ステロイド薬使用者に多い。
5. 股関節内外旋可動域は保たれる。

午後87 家族性が孤発性よりも多いのはどれか。
1. Parkinson病
2. 多系統萎縮症
3. Huntington病
4. Lewy小体型認知症
5. 筋萎縮性側索硬化症

午後88 重症筋無力症について正しいのはどれか。
1. 起床時に症状が強い。
2. 悪性腫瘍の合併が多い。
3. 自己免疫性疾患である。
4. 女性よりも男性に多い。
5. 40歳以前の発症は稀である。

午後89 てんかんについて正しいのはどれか。
1. 半数以上が遺伝性である。
2. 睡眠不足は発作の誘因である。
3. 年齢とともに発症率が減少する。
4. 成人では症候性よりも特発性が多い。
5. 発作の持続時間は後遺障害と相関しない。

午後90 眼疾患とその病態の組合せで正しいのはどれか。
1. 白内障 ——————— 硝子体の混濁
2. 麦粒腫 ——————— 眼瞼の悪性腫瘍
3. Behçet病 ——————— ぶどう膜の炎症
4. 流行性角結膜炎 ——— 色素上皮の剝離
5. 緑内障 ——————— 眼圧の低下

午後91　10か月の正常児でみられるのはどれか。
1．Moro 反射
2．手の把握反応
3．緊張性迷路反射
4．パラシュート反応
5．非対称性緊張性頸反射

午後92　高齢者にみられる病態のうち、低栄養の
　　　　関与が低いのはどれか。
1．貧　血
2．褥　瘡
3．大腿骨骨折
4．サルコペニア
5．虚血性心疾患

午後93　2型糖尿病の運動療法について誤ってい
　　　　るのはどれか。
1．有酸素運動が用いられる。
2．インスリン感受性を上昇させる。
3．食事療法との併用が基本となる。
4．尿中ケトン体が陽性の場合においても推奨さ
　　れる。
5．実施にあたってはインスリンが十分に補充さ
　　れている必要がある。

午後94　血友病について正しいのはどれか。
1．脾腫がみられる。
2．血小板数が減少する。
3．点状紫斑がみられる。
4．膝に関節症をきたす。
5．自己免疫性疾患である。

午後95　リンパ浮腫について正しいのはどれか。
1．腹水を伴う。
2．利尿薬で治療する。
3．蜂窩織炎になりやすい。
4．肺塞栓症の原因の1つである。
5．皮膚が線維化を起こすことは稀である。

午後96　精神遅滞を生じる疾患のうち、先天性代
　　　　謝異常が原因であるのはどれか。
1．Down 症候群
2．結節性硬化症
3．神経線維腫症
4．Turner 症候群
5．フェニルケトン尿症

午後97　疾患と病変の組合せで正しいのはどれか。
1．Lewy 小体型認知症 ―― 白質の病変
2．Alzheimer 型認知症 ―― アミロイドの沈着
3．血管性認知症 ―――― 黒質の神経細胞脱落
4．大脳皮質基底核変性症
　　　　　　　　　　　　―― 運動ニューロン病変
5．前頭側頭型認知症 ―― 大脳皮質の腫大神経
　　　　　　　　　　　　　　細胞

午後98　境界性パーソナリティ障害にみられない
　　　　のはどれか。
1．不安定な感情
2．孤立への欲求
3．持続的な空虚感
4．不明瞭な自己像
5．繰り返す自傷行為

午後99　てんかんについて正しいのはどれか。2
　　　　つ選べ。
1．単純部分発作は意識障害がみられる。
2．欠神発作は過換気によって誘発される。
3．特発性てんかんは脳の器質的病変が特定でき
　　る。
4．複雑部分発作は側頭葉てんかんに多くみられ
　　る。
5．全般発作は発作開始時にてんかん放電が大脳
　　半球の片側にとどまっている。

午後100　疾患と治療の組合せで正しいのはどれ
　　　　か。
1．身体化障害 ―― 系統的脱感作法
2．強迫性障害 ―― 曝露反応妨害法
3．PTSD〈外傷後ストレス障害〉
　　　　　　　　　―― フラッディング
4．心気障害 ―― 持続エクスポージャー法
5．解離性健忘 ―― バイオフィードバック法

# ◦◦◦◦第 53 回 問題◦◦◦◦

午前51 骨について正しいのはどれか。2つ選べ。
1．長骨の骨幹には髄腔がある。
2．骨には緻密骨と海綿骨がある。
3．骨芽細胞は骨吸収に関与している。
4．骨の関節面は滑膜で覆われている。
5．骨膜は骨の長軸方向の成長に関わる。

午前52 運動軸が2つの関節はどれか。
1．手指 PIP 関節
2．橈骨手根関節
3．腕尺関節
4．上橈尺関節
5．肩甲上腕関節

午前53 外側腋窩隙を構成する筋はどれか。
1．棘上筋
2．棘下筋
3．広背筋
4．大円筋
5．肩甲下筋

午前54 錐体路について誤っているのはどれか。
1．大脳の運動皮質から始まる。
2．大脳の基底核を経由する。
3．大脳脚を経由する。
4．大多数は延髄で交差する。
5．脊髄の前角でシナプスを形成する。

午前55 内頸動脈から直接分岐しないのはどれか。
1．眼動脈
2．前大脳動脈
3．中大脳動脈
4．前交通動脈
5．後交通動脈

午前56 筋と支配神経の組合せで正しいのはどれか。2つ選べ。
1．円回内筋 ―――――― 尺骨神経
2．深指屈筋 ―――――― 橈骨神経
3．長掌筋 ―――――― 正中神経
4．長母指伸筋 ―――――― 後骨間神経
5．腕橈骨筋 ―――――― 前骨間神経

午前57 リンパ系について正しいのはどれか。2つ選べ。
1．脾臓はリンパ液を濾過する。
2．胸管は右鎖骨下静脈に流入する。
3．腸管由来のリンパ液を乳糜という。
4．リンパ管には弁機構が存在しない。
5．右下肢のリンパ液は胸管に流入する。

午前58 呼吸器の解剖について正しいのはどれか。
1．細気管支には軟骨がある。
2．胸膜腔は吸気時に拡大する。
3．肺の栄養血管は肺動脈である。
4．肺尖は鎖骨と同じ高さに位置する。
5．右主気管支は左主気管支よりも短い。

午前59 解剖学的"嗅ぎタバコ入れ"で触診できるのはどれか。
1．月状骨
2．三角骨
3．舟状骨
4．小菱形骨
5．有頭骨

午前60 細胞内小器官の働きで正しいのはどれか。
1．滑面小胞体は ATP を合成する。
2．Golgi 装置は蛋白質を修飾する。
3．ミトコンドリアはグリコーゲンを分解する。
4．ライソソームは蛋白質を合成する。
5．リボソームは細胞内の物質を分解する。

午前61 反射と脳神経の組合せで正しいのはどれか。
1．角膜反射 ―――――― 視神経
2．対光反射 ―――――― 動眼神経
3．前庭動眼反射 ――― 三叉神経
4．下顎反射 ―――――― 顔面神経
5．咽頭反射 ―――――― 副神経

午前62 伸張反射について正しいのはどれか。
1．侵害受容反射である。
2．単シナプス反射である。
3．求心性線維は Ib 群線維である。
4．遠心性線維はγ運動線維である。
5．筋紡錘内の錘内線維を支配するのはα運動線維である。

午前63 運動単位について正しいのはどれか。
1. 運動単位には求心性線維が含まれる。
2. 1つの筋は単一の運動単位で構成される。
3. 神経支配比が小さいほど微細な運動ができる。
4. 随意運動時には大きな運動単位ほど先に活動を始める。
5. 伸張反射では弱い刺激で活動を開始するのは速筋である。

午前64 抗体を産生するのはどれか。
1. 好酸球
2. 好中球
3. 好塩基球
4. 形質細胞
5. マクロファージ

午前65 胆汁について正しいのはどれか。
1. 脂肪の吸収を抑制する。
2. 消化酵素が含まれる。
3. 食物の摂取によって分泌が増加する。
4. 胆汁酸塩の大部分は大腸で再吸収される。
5. 胆嚢で産生される。

午前66 排尿機構について正しいのはどれか。（複数の選択肢を正解として採点）
1. 排尿時には内尿道括約筋が収縮する。
2. 膀胱に尿が溜まり始めるとすぐに尿意を感じる。
3. 尿道を尿が通る知覚は排尿筋の収縮を抑制する。
4. 膀胱括約筋はノルアドレナリンの作用で収縮する。
5. 排尿を我慢するときには大脳皮質から抑制がかかる。

午前67 副甲状腺ホルモンで正しいのはどれか。
1. 骨吸収を促進する。
2. 好酸性細胞で分泌される。
3. リンの再吸収を促進する。
4. 重炭酸イオンの再吸収を促進する。
5. 遠位尿細管でのカルシウム再吸収を抑制する。

午前68 摂食嚥下の際の運動で正しいのはどれか。
1. 嚥下後の呼吸は吸気から再開される。
2. 口腔内の食塊は反射運動で咽頭へ送られる。
3. 嚥下反射が起こると舌骨は下方に移動する。
4. 食塊の咽頭への送り込み時に口蓋帆張筋が緊張する。
5. 食塊の食道への送り込み時に輪状咽頭筋が収縮する。

午前69 等張性運動について正しいのはどれか。
1. 角速度は一定である。
2. 等尺性運動に比べ血圧が上昇しやすい。
3. 等尺性運動に比べ収縮時の筋血流が増加しやすい。
4. 等尺性運動に比べ心拍数が増加しやすい。
5. 負荷に抗して姿勢を維持するときに起こる。

午前70 頸椎の伸展に作用する筋はどれか。
1. 頸長筋
2. 頭長筋
3. 頸板状筋
4. 後斜角筋
5. 前頭直筋

午前71 肩甲骨の下方回旋に作用する筋はどれか。
1. 前鋸筋
2. 小胸筋
3. 小円筋
4. 棘下筋
5. 鎖骨下筋

午前72 正常な膝関節を屈曲したときの最終域感で正しいのはどれか。
1. 虚 性
2. 筋 性
3. 骨 性
4. 靱帯性
5. 軟部組織性

午前73　足の外側縦アーチを形成するのはどれか。
　　　　2つ選べ。
　1．踵　骨
　2．距　骨
　3．舟状骨
　4．立方骨
　5．中間楔状骨

午前74　正常歩行について正しいのはどれか。
　1．肩関節は同側の踵接地時に最大屈曲位となる。
　2．膝関節は踵接地直後に伸展する。
　3．骨盤は水平面において回旋運動をする。
　4．骨盤は前額面において水平に保たれる。
　5．骨盤は遊脚側へ側方移動する。

午前75　運動時の生体反応で正しいのはどれか。
　1．冠血流は低下する。
　2．腎血流は増加する。
　3．グリコーゲン分解が促進される。
　4．尿へのナトリウム排泄は促進される。
　5．酸素含有量の動静脈較差は減少する。

午前76　歩行障害がある患者の頭部 MRI の T1 強
　　　　調冠状断像を示す。腰椎穿刺を行い髄液を排
　　　　出させたところ、歩行障害が改善した。最も
　　　　考えられるのはどれか。
　1．Parkinson 病
　2．正常圧水頭症
　3．脳梗塞
　4．脳出血
　5．慢性硬膜下血腫

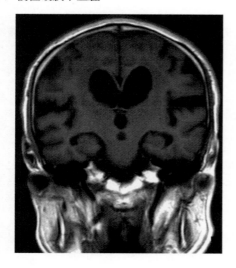

午前77　熱傷について正しいのはどれか。
　1．第Ⅰ度熱傷では熱感はみられない。
　2．浅達性第Ⅱ度熱傷では瘢痕を残す。
　3．深達性第Ⅱ度熱傷の水疱底は発赤している。
　4．第Ⅲ度熱傷では疼痛が著明である。
　5．鼻咽腔内に煤が見られたときは気道熱傷が疑
　　　われる。

午前78　非ステロイド性抗炎症薬〈NSAIDs〉の
　　　　副作用として正しいのはどれか。
　1．胃潰瘍
　2．低血糖
　3．多幸感
　4．骨粗鬆症
　5．中心性肥満

午前79　欲求を満たせないときに、正反対の欲求
　　　　を発展させ心的平衡を保とうとする防衛機制
　　　　はどれか。
　1．抑　圧
　2．否　認
　3．行動化
　4．合理化
　5．反動形成

午前80　古典的条件付けの原理を用いた治療法は
　　　　どれか。
　1．曝露法
　2．認知再構成法
　3．トークンエコノミー法
　4．セルフモニタリング法
　5．社会生活技能訓練〈SST〉

午前81　作動記憶〈ワーキングメモリー〉の説明
　　　　として適切なのはどれか。
　1．数日間保持される。
　2．非宣言的記憶の1つである。
　3．技能の記憶として機能する。
　4．生活史の記憶として機能する。
　5．情報の処理と保持を同時に行う。

午前82　運動制御における小脳の役割で正しいのはどれか。
1．一連の動作の企画
2．運動プランの切り替え
3．記憶に基づく運動の修飾
4．視覚情報を運動指令に変換
5．自発的な行為のプログラミング

午前83　脊髄ショック期の徴候として正しいのはどれか。
1．温痛覚解離
2．痙性四肢麻痺
3．肛門括約筋反射消失
4．深部腱反射亢進
5．排尿反射亢進

午前84　脊髄損傷の機能残存レベルと可能な動作の組合せで正しいのはどれか。ただし、機能残存レベルより下位は完全麻痺とする。
1．C4 ―――――― 万能カフを用いた食事
2．C5 ―――――― 前方移乗
3．C6 ―――――― 橈側 ― 手掌握り
4．C7 ―――――― 更　衣
5．C8 ―――――― 長下肢装具での歩行

午前85　Fallot 四徴症で起こる血管異常はどれか。
1．大動脈騎乗
2．大動脈狭窄
3．冠動脈狭窄
4．肺静脈閉塞
5．肺動脈弁逆流

午前86　スパイロメトリーで計測できないのはどれか。
1．1秒量
2．予備吸気量
3．1回喚気量
4．最大吸気量
5．機能的残気量

午前87　関節リウマチについて正しいのはどれか。
1．股関節などの大関節に初発する。
2．間質性肺炎を合併することが多い。
3．罹患関節の症状は非対称性に現れる。
4．半数以上にリウマトイド結節が認められる。
5．血清アルカリフォスファターゼが高値となる。

午前88　免疫不全によって生じやすい疾患はどれか。
1．肝性脳症
2．ペラグラ脳症
3．Wernicke 脳症
4．トキソプラズマ症
5．Creutzfeldt-Jakob 病

午前89　Lewy 小体型認知症に伴うことが多いのはどれか。
1．幻　視
2．失語症
3．高血圧
4．聴覚障害
5．入眠障害

午前90　Guillain-Barré 症候群について正しいのはどれか。
1．50% 以上で再発する。
2．脱髄型と軸索型がある。
3．アルコール多飲が原因である。
4．ビタミン $B_1$ 欠乏によって起こる。
5．歩行可能まで回復する症例は 25% 以下である。

午前91　Duchenne 型筋ジストロフィーの呼吸障害について正しいのはどれか。
1．咳をする力は保たれる。
2．口すぼめ呼吸が有効である。
3．側弯症は呼吸機能に影響しない。
4．動脈血二酸化炭素分圧が上昇する。
5．呼吸不全は 5 歳以下から生じることが多い。

午前92 腎不全における透析療法について正しいのはどれか。2つ選べ。
1. 透析対象者数は年々増加傾向にある。
2. 血液透析よりも腹膜透析の割合が多い。
3. 昼間透析よりも夜間透析の割合が多い。
4. 透析導入の原因疾患は糖尿病性腎症が最も多い。
5. 透析対象者の死亡原因として肝不全が最も多い。

午前93 糖尿病の運動療法で正しいのはどれか。
1. 食後すぐに運動を開始する。
2. 冷汗は高血糖発作の予兆である。
3. インスリン投与中は運動療法を中止する。
4. 空腹時血糖値が高いほど運動量を増やす。
5. 増殖性網膜症がある場合には運動強度を軽くする。

午前94 乳癌ついて正しいのはどれか。
1. 月経前に疼痛が増悪する。
2. 好発部位は乳房の外側上部である。
3. 好発年齢は20歳代である。
4. 5年生存率は40%前後である。
5. 我が国における発症率は欧米の3倍である。

午前95 介護保険について正しいのはどれか。
1. 要介護認定の申請は都道府県に対して行う。
2. 65歳未満では給付を受けられない。
3. 要介護認定には主治医意見書が必要である。
4. 要介護状態区分等は要支援と要介護を合わせて6段階ある。
5. ケアプランを作成できるのはケアマネジャーのみである。

午前96 高齢初発てんかんについて正しいのはどれか。
1. 特発性てんかんが多い。
2. 患者数は減少傾向にある。
3. 部分発作を呈することが多い。
4. てんかん重積状態に至ることはない。
5. 抗てんかん薬が無効であることが多い。

午前97 器質性精神障害について正しいのはどれか。
1. 妄想はみられない。
2. 安定した人格を認める。
3. 記憶障害はみられない。
4. 抗精神病薬は投与しない。
5. 心理的要因の影響を受ける。

午前98 ベンゾジアゼピン系睡眠薬の依存について正しいのはどれか。
1. 中高年者にはみられない。
2. 身体依存は形成されない。
3. 離脱症状としてせん妄がある。
4. 常用量であれば依存は形成されない。
5. 作用時間の長い薬剤の方が依存を形成しやすい。

午前99 「自分がやっていることなのに、自分がやっている感じがしない」と訴える患者の症状はどれか。
1. 恐怖症
2. 拒絶症
3. 離人症状
4. 心気症状
5. 感情鈍麻

午前100 親しい人間関係を構築できず、奇異な考え方や風変わりな行動が継続してみられ、パーソナリティ障害を指摘された。最も考えられるのはどれか。
1. 演技性パーソナリティ障害
2. 依存性パーソナリティ障害
3. 統合失調型パーソナリティ障害
4. 猜疑性〈妄想性〉パーソナリティ障害
5. シゾイド〈統合失調質〉パーソナリティ障害

午後51 股関節で正しいのはどれか。
1. 顆状関節である。
2. 大腿骨頸部は関節包外にある。
3. 寛骨臼は前外側を向いている。
4. 寛骨臼は腸骨のみで構成される。
5. 腸骨大腿靱帯が関節包後面から補強している。

午後 52　脊柱管の前壁に沿って走行する靱帯はどれか。
1．黄色靱帯
2．棘間靱帯
3．棘上靱帯
4．後縦靱帯
5．前縦靱帯

午後 53　大脳の領野と部位の組合せで正しいのはどれか。
1．一次運動野 ————————— 前頭葉
2．一次体性感覚野 ————— 側頭葉
3．聴覚野 ————————————— 頭頂葉
4．Broca 野 ————————— 側頭葉
5．Wernicke 野 ————————— 後頭葉

午後 54　中脳について誤っているのはどれか。
1．黒質は被蓋と大脳脚との間に位置する。
2．皮質脊髄路は被蓋を通過する。
3．上小脳脚で小脳に連絡する。
4．大脳脚は腹側に位置する。
5．中脳蓋は背側に位置する。

午後 55　視神経から視覚野に至る視覚伝導路の順で正しいのはどれか。
1．視索→視交叉→視放線→外側膝状体
2．視索→視放線→外側膝状体→視交叉
3．視交叉→視索→外側膝状体→視放線
4．視放線→視交叉→視索→外側膝状体
5．視交叉→外側膝状体→視索→視放線

午後 56　デルマトームと支配髄節の組合せで正しいのはどれか。
1．母　指 ————— 第 3 頸髄節
2．乳　頭 ————— 第 4 胸髄節
3．臍 ————————— 第 8 胸髄節
4．膝 ————————— 第 1 腰髄節
5．肛　門 ————— 第 1 仙髄節

午後 57　後腹膜腔に存在しないのはどれか。
1．横行結腸
2．腎　臓
3．十二指腸
4．膵　臓
5．副　腎

午後 58　泌尿器の解剖について正しいのはどれか。
1．膀胱括約筋は平滑筋である。
2．膀胱尖には膀胱三角が位置する。
3．膀胱底は膀胱の前方に位置する。
4．尿管は総腸骨動脈の後方を通る。
5．尿管壁は粘膜と外膜の 2 層からなる。

午後 59　平衡聴覚器の構造で正しいのはどれか。
（複数の選択肢を正解として採点）
1．鼓室は外耳にある。
2．骨迷路は内耳にある。
3．耳管は内耳にある。
4．ツチ骨は中耳にある。
5．膜迷路は中耳にある。

午後 60　動脈と脈拍の触知部位との組合せで正しいのはどれか。
1．浅側頭動脈 ————— 外耳孔の後方
2．総頸動脈 ————— 胸鎖乳突筋の外縁
3．上腕動脈 ————— 上腕遠位部の上腕二頭筋腱の外側
4．大腿動脈 ————— 鼠径部の腸腰筋の外側
5．足背動脈 ————— 足背の長母指伸筋腱と長指伸筋腱の間

午後 61　骨格筋の構造で筋収縮時に長さが一定なのはどれか。2つ選べ。
1．A　帯
2．H　帯
3．I　帯
4．Z　帯
5．筋　節

午後 62　視覚について正しいのはどれか。
1．一次視覚野は側頭葉にある。
2．視細胞の杆体は色覚を司る。
3．空間分解能は全視野で均一である。
4．暗順応は明順応より速やかに行われる。
5．毛様体筋は近くを見るときに収縮する。

午後63 副交感神経の作用で収縮する筋はどれか。
1. 立毛筋
2. 排尿筋
3. 血管平滑筋
4. 瞳孔散大筋
5. 内肛門括約筋

午後64 胃での栄養素の消化・吸収で正しいのはどれか。
1. ペプシンは脂質を分解する。
2. セクレチンは胃液分泌を促進する。
3. 内因子はビタミン $B_6$ の吸収に関与する。
4. 胃内の停滞時間は糖類より脂肪の方が長い。
5. 胃液分泌の増加は食物が胃に到達してから起こる。

午後65 排便機構について正しいのはどれか。
1. 排便時には横隔膜が弛緩する。
2. 排便に関与する神経は下殿神経である。
3. 直腸平滑筋と内肛門括約筋は同時に収縮する。
4. 直腸壁が加圧されると骨盤神経が刺激される。
5. 直腸の収縮を促す神経伝達物質はアドレナリンである。

午後66 エリスロポエチンの産生を促進するのはどれか。
1. 血圧の低下
2. 血糖値の低下
3. 腎機能の低下
4. 動脈血酸素分圧の低下
5. 血中カルシウム濃度の低下

午後67 ホルモン分泌について正しいのはどれか。
1. プロラクチンは乳腺から分泌される。
2. 卵胞刺激ホルモンは視床下部から分泌される。
3. エストロゲンは下垂体ホルモン分泌を促進する。
4. 黄体化ホルモンはプロゲステロンの分泌を促進する。
5. 性腺刺激ホルモン放出ホルモンは下垂体から分泌される。

午後68 心電図の波形で正しいのはどれか。
1. P 波は His 束の興奮を意味する。
2. PR 間隔は房室伝導時間である。
3. QRS 波は Purkinje 線維の興奮を意味する。
4. ST 間隔は心室内興奮到達時間である。
5. T 波は心室の脱分極を意味する。

午後69 随意運動の制御に関与する部位はどれか。
1. 海 馬
2. 歯状核
3. 松果体
4. 青斑核
5. 扁桃体

午後70 咀嚼筋はどれか。2つ選べ。
1. 咬 筋
2. 側頭筋
3. 口輪筋
4. 小頬骨筋
5. オトガイ筋

午後71 肩関節外転 90 度での水平屈曲に作用する筋はどれか。
1. 広背筋
2. 大円筋
3. 棘下筋
4. 烏口腕筋
5. 肩甲挙筋

午後72 下腿中央の横断面を図に示す。矢印の筋の作用で正しいのはどれか。2つ選べ。

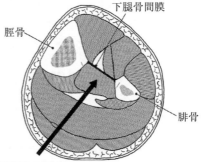

1. 膝関節の屈曲
2. 足の底屈
3. 足の内がえし
4. 母指の屈曲
5. 第2〜5指の屈曲

48

午後73　安静時の呼吸運動で正しいのはどれか。
1．呼気時に腹圧は上昇する。
2．吸気時に横隔膜は下降する。
3．呼気持に外肋間筋は収縮する。
4．吸気時に気道抵抗は上昇する。
5．胸郭下部は前後方向の動きが左右方向より大きい。

午後74　運動学習について正しいのはどれか。
1．動機付けが高いほどパフォーマンスが向上する。
2．覚醒レベルが高いほどパフォーマンスが向上する。
3．学習によるパフォーマンスの向上は直線的に起こる。
4．2種類の運動課題間に類似性があるほど転移の影響は大きくなる。
5．パフォーマンスの向上がみられなくなることは運動学習の停止を意味する。

午後75　正常細胞と比較したときの悪性腫瘍細胞の特徴はどれか。
1．増殖が遅い。
2．分化の程度は低い。
3．染色体異常は少ない。
4．核分裂の頻度は少ない。
5．核／細胞質比は小さい。

午後76　訓練開始時に熱感があり、体温は 38.5℃ であった。胸部を聴診したところ右下肺野に水泡音が聞かれた。この患者の胸部エックス線写真を示す。最も考えられるのはどれか。
1．喘　息
2．大葉性肺炎
3．特発性肺線維症
4．慢性閉塞性肺疾患
5．びまん性汎細気管支炎

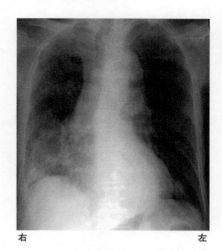

右　　　　　　　　　左

午後77　ショックの発症初期に徐脈がみられるのはどれか。
1．アナフィラキシー反応
2．血管迷走神経反射
3．重症熱傷
4．大量出血
5．敗血症

午後78　Erikson による発達段階で学童期に獲得すべき課題はどれか。
1．勤勉性
2．積極性
3．自律性
4．親密性
5．同一性

午後79　中学生の心理発達における特徴はどれか。
1．性の相違を理解する。
2．自我同一性が完成する。
3．教師や指導者に従順である。
4．第二次性徴への戸惑いがある。
5．友人関係より親子関係を重視する。

午後80 訓練療法でないのはどれか。
1. 森田療法
2. シェイピング
3. 認知行動療法
4. 系統的脱感作法
5. 来談者中心療法

午後81 無意識的な葛藤を洞察して精神症状を和らげようとするのはどれか。
1. 催眠療法
2. 行動療法
3. 芸術療法
4. 自律訓練法
5. 精神分析療法

午後82 失語症分類と特徴の組合せで正しいのはどれか。

| | 失語症 | 流暢性 | 理解 |
|---|---|---|---|
| 1. | Broca 失語 | 非流暢 | 軽～中等度の障害 |
| 2. | Wernicke 失語 | 流暢 | 良好 |
| 3. | 健忘失語 | 非流暢 | 良好 |
| 4. | 超皮質性運動失語 | 流暢 | 重度の障害 |
| 5. | 伝導失語 | 非流暢 | 中等～重度の障害 |

午後83 FIM で4点(最小介助)となるのはどれか。
1. アームスリングをつけてもらっている。
2. 食器に残った食べ物をかき集めてもらう。
3. 移乗時に介助者から軽く引き上げてもらう。
4. トイレットペーパーをあらかじめ折ってもらう。
5. シャワーを浴びる前にお湯の温度を調節してもらう。

午後84 廃用症候群によって低下しないのはどれか。
1. 筋 力
2. 肺活量
3. 心拍数
4. 身体活動性
5. 胃腸管運動

午後85 知能検査はどれか。
1. ADHD-RS 〈attention deficit hyperactivity disorder rating scale〉
2. CARS 〈childhood autism rating scale〉
3. JDDST-R 〈改訂日本版デンバー式発達スクリーニング検査〉
4. PEP-3 〈psychoeducational profile-3rd edition〉
5. WISC -Ⅲ

午後86 変形性膝関節症の進行に伴う関節構成体の変化で正しいのはどれか。
1. 滑膜の肥厚
2. 骨嚢胞の消失
3. 軟骨下骨の肥厚
4. 関節裂隙の拡大
5. 関節靱帯の緊張

午後87 脳卒中後の肩手症候群について正しいのはどれか。
1. 運動麻痺重症例よりも軽症例に多い。
2. 女性の発症率は男性の約2倍である。
3. 脳卒中発症後6か月以降に生じる。
4. 発症頻度は40%程度である。
5. 複合性局所疼痛症候群 typeⅠ に分類される。

午後88 Parkinson 病について正しいはどれか。
1. 喫煙者に多い。
2. 再発と寛解とを繰り返す。
3. 孤発性症例が家族性症例より多い。
4. 30～40歳代での発症が最多である。
5. 我が国の有病率は Alzheimer 病より多い。

午後89 皮膚筋炎について正しいのはどれか。
1. 先行感染を伴う。
2. 悪性腫瘍を伴う。
3. 胸腺腫を合併する。
4. 嚥下障害はきたさない。
5. 遠位筋優位の筋力低下をきたす。

午後90 神経麻痺と起こり得る症状の組合せで正しいのはどれか。
1. 腋窩神経麻痺 ——————— 下垂指
2. 肩甲上神経麻痺 ——————— Phalen 徴候
3. 前骨間神経麻痺 ——————— 涙滴徴候
4. 大腿神経麻痺 ——————— 下垂足
5. 副神経麻痺 ——————— 翼状肩甲

午後91 胃癌について正しいのはどれか。
1. 噴門部に好発する。
2. 放射線療法が有効である。
3. 組織型で最も多いのは腺癌である。
4. 我が国では発症率が増加している。
5. 我が国の悪性腫瘍による死因の第一位である。

午後92 末梢血に大型の赤血球が出現するのはどれか。
1. 再生不良性貧血
2. 消化管出血
3. 鉄欠乏性貧血
4. 溶血性貧血
5. 葉酸欠乏性貧血

午後93 我が国におけるメタボリックシンドロームの診断基準に含まれないのはどれか。
1. 中性脂肪
2. 空腹時血糖
3. 収縮期血圧
4. ウエスト周囲径
5. LDL コレステロール

午後94 肝炎について正しいのはどれか。
1. A型肝炎の慢性化率は約 20% である。
2. B型肝炎ワクチンは感染の予防に有効である。
3. C型肝炎のキャリアは HCV 抗原が陽性である。
4. 慢性肝炎の原因ウイルスで最も多いのはB型である。
5. 慢性肝炎においては急性増悪期を過ぎても運動制限を行う。

午後95 慢性閉塞性肺疾患の患者の胸部エックス線写真で特徴的なのはどれか。
1. 横隔膜挙上
2. 心陰影拡大
3. 肋間腔の狭小化
4. 肺野の透過性亢進
5. シルエットサイン

午後96 注意欠如・多動性障害について正しいのはどれか。2つ選べ。
1. 薬物療法は行わない。
2. 男児よりも女児に多い。
3. 生育歴の聴取が重要である。
4. 二次性の精神症状に注意が必要である。
5. 成人期において診断されることはない。

午後97 驚きなどの情動によって脱力発作が誘発されるのはどれか。
1. 睡眠時驚愕症
2. ナルコレプシー
3. むずむず脚症候群
4. レム睡眠行動障害
5. 睡眠時無呼吸症候群

午後98 神経性無食欲症について正しいのはどれか。
1. 頻脈になる。
2. 無月経になる。
3. 恥毛が脱落する。
4. 体温が上昇する。
5. 行動が不活発になる。

午後99 ACT〈assertive community treatment〉について正しいのはどれか。2つ選べ。
1. 医師を中心としたチームを組む。
2. 毎日 24 時間のサービス提供体制である。
3. 短時間であっても頻回に利用者への訪問を行う。
4. スタッフ1人当たりのケースを 50 人程度にする。
5. 地域生活が安定した軽度の精神障害者を対象とする。

午後100　うつ病の患者への対応として適切でない
　　　　のはどれか。
　1．急性期には休息をとらせる。
　2．自殺しないように約束させる。
　3．重要な問題の決定を先延ばしさせる。
　4．抗うつ薬の副作用について説明する。
　5．うつ病であることを伝えずに伏せておく。

●●●●●第 54 回 問題●●●●●

午前51 頸椎で正しいのはどれか。2つ選べ。
1. 環椎に椎体はない。
2. 軸椎に上関節面はない。
3. 第4頸椎に鉤状突起はない。
4. 第5頸椎の横突孔は椎骨動脈が貫通しない。
5. 第7頸椎の棘突起先端は二分しない。

午前52 脳神経と支配筋の組合せで正しいのはどれか。2つ選べ。
1. 滑車神経 ——— 眼輪筋
2. 三叉神経 ——— 咬　筋
3. 顔面神経 ——— 広頸筋
4. 舌咽神経 ——— 舌　筋
5. 副神経 ——— 側頭筋

午前53 脳の解剖で誤っているのはどれか。
1. 黒質は中脳にある。
2. 海馬は側頭葉にある。
3. 中小脳脚は中脳と小脳を連絡する。
4. 脳梁は左右の大脳半球を連絡する。
5. 中心溝は前頭葉と頭頂葉の間にある。

午前54 第7胸椎の高さの水平断で最も腹側にあるのはどれか。
1. 食　道
2. 右心室
3. 右心房
4. 左心室
5. 左心房

午前55 消化器の解剖で正しいのはどれか。
1. 胃の筋層は2層の平滑筋からなる。
2. 空腸は回腸より長い。
3. 食道は3か所の狭窄部をもつ。
4. 十二指腸は腸間膜を有する。
5. 内肛門括約筋は横紋筋からなる。

午前56 呼吸器で正しいのはどれか。(採点除外)
1. 鼻前庭は粘膜で覆われている。
2. 気管は第4胸椎の高さから始まる。
3. 上気道は鼻腔から咽頭までをいう。
4. 右主気管支は左主気管支よりも細い。
5. 気管支の分岐角は右より左が大きい。

午前57 腎臓で誤っているのはどれか。
1. 遠位尿細管は集合管につながる。
2. 尿細管は腎小体の尿管極に始まる。
3. Henle係蹄は小葉間静脈につながる。
4. Bowman嚢は糸球体を包んでいる。
5. 輸入細動脈は糸球体につながる。

午前58 女性生殖器で誤っているのはどれか。(採点除外)
1. 卵管は卵子を取り込む。
2. 受精は卵管膨大部で起こる。
3. 受精卵は子宮内膜に着床する。
4. 排卵直後の卵胞は黄体となる。
5. 卵細胞は卵巣から腹腔内に放出される。

午前59 ホルモンの産生で正しいのはどれか。
1. エリスロポエチンは骨髄で産生される。
2. グルカゴンはLangerhans〈ランゲルハンス〉島B細胞で産生される。
3. ソマトスタチンは黄体で産生される。
4. トリヨードサイロニンは上皮小体で産生される。
5. バソプレシンは視床下部で産生される。

午前60 末消神経と体表からの触知部位との組合せで正しいのはどれか。
1. 腕神経叢 ——— 胸鎖乳突筋の胸骨頭と鎖骨頭の間
2. 正中神経 ——— 上腕近位部で烏口腕筋の外側
3. 尺骨神経 ——— 肘頭と上腕骨内側上顆の間
4. 脛骨神経 ——— 外果とアキレス腱の間
5. 総腓骨神経 ——— 膝窩部で半腱様筋腱の内側

午前61 遺伝情報伝達で正しいのはどれか。
1. リボゾームRNAはATP産生に関与する。
2. DNAではアデニンはシトシンと結合している。
3. 核の中のすべてのDNAの塩基配列をゲノムという。
4. DNAから転移RNA〈tRNA〉に塩基配列が転写される。
5. 伝令RNA〈mRNA〉上では2個の塩基の組合せが1つの暗号の単位を形成する。

午前 62　骨格筋の筋収縮で正しいのはどれか。
1．筋小胞体には $Na^+$ を貯蔵している。
2．活動電位は筋収縮に遅れて発生する。
3．$Ca^{2+}$ が筋小胞体に取り込まれると筋収縮が
　起こる。
4．ミオシン頭部の角度が戻るときに ATP の加
　水分解が起こる。
5．神経筋接合部での興奮の伝達は神経と筋との
　間で双方向性である。

午前 63　左上肢の感覚と伝導路が通る部位との組
　　　　合せで正しいのはどれか。
1．圧　覚 —— 左脊髄前索
2．位置覚 —— 右脊髄後索
3．温　覚 —— 右脊髄後索
4．振動覚 —— 左脊髄側索
5．痛　覚 —— 右脊髄側索

午前 64　交感神経の機能で正しいのはどれか。
1．膵液分泌を促進する。
2．心収縮力を減少させる。
3．直腸平滑筋を収縮させる。
4．水晶体の厚さを減少させる。
5．肝臓でのグリコーゲン合成を促進する。

午前 65　心筋の再分極に最も影響するのはどれか。
1．$Ca^{2+}$ 電流
2．$K^+$ 電流
3．$Na^+$ 電流
4．細胞外電流
5．ペースメーカー電流

午前 66　末梢組織への酸素供給を増やすのはどれ
　　　　か。
1．pH の低下
2．体温の低下
3．$PCO_2$ の低下
4．赤血球数減少
5．ヘモグロビン濃度減少

午前 67　摂食嚥下の咽頭期に生じる現象で正しい
　　　　のはどれか。
1．吸　気
2．咀　嚼
3．喉頭蓋反転
4．鼻咽腔開放
5．輪状咽頭筋収縮

午前 68　集合管における尿の濃縮に関わるホルモ
　　　　ンはどれか。
1．グルカゴン
2．メラトニン
3．オキシトシン
4．パラトルモン
5．アルドステロン

午前 69　代謝で誤っているのはどれか。
1．呼吸商〈RQ〉は摂取する栄養素によって異
　なる。
2．特異動的作用〈SDA〉とは食物摂取後の体温
　上昇である。
3．基礎代謝量〈BM〉は同性、同年齢ならば体
　表面積に比例する。
4．エネルギー代謝率〈RMR〉は基礎代謝量を
　基準とした運動強度である。
5．代謝当量〈MET〉は安静臥位時の代謝量を基
　準とした運動強度である。

午前 70　肩甲骨を胸郭に押し付ける作用のある筋
　　　　はどれか。
1．大胸筋
2．広背筋
3．前鋸筋
4．鎖骨下筋
5．肩甲挙筋

午前 71　膝蓋骨で正しいのはどれか。
1．関節面は外側面に比べて内側面で広い。
2．膝関節屈曲位で可動性が高くなる。
3．膝関節伸筋の作用効率を高めている。
4．膝関節の屈曲に伴い上方に引かれる。
5．膝関節の伸展に伴い接触面は上方に移動する。

午前 72 膝関節の運動で正しいのはどれか。
1. 側副靱帯は屈曲時に緊張する。
2. 関節包の後面は前面に比べて伸縮性が高い。
3. 半月板の内外縁とも遊離して可動性に関与する。
4. 大腿骨の脛骨上の転がり運動は、屈曲最終域までみられる。
5. 大腿骨の脛骨上の転がり運動は外側顆部の方が内側顆部より大きい。

午前 73 腰椎への負荷が大きい順に並んでいるのはどれか。(複数の選択肢を正解として採点する)

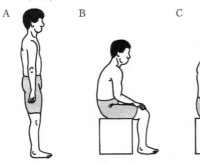

1. A > B > C
2. A > C > B
3. B > A > C
4. B > C > A
5. C > B > A

午前 74 努力性呼気時に働く筋はどれか。2 つ選べ。
1. 腹直筋
2. 横隔膜
3. 外肋間筋
4. 内肋間筋
5. 胸鎖乳突筋

午前 75 病原体と腫瘍発生との組合せで誤っているのはどれか。
1. A 型肝炎ウイルス ──── 肝細胞癌
2. Epstein Barr ウイルス ── Burkitt リンパ腫
3. HTLV-I ──── 成人 T 細胞白血病
4. ヒトパピローマウイルス ── 子宮頸癌
5. ヘリコバクター・ピロリ菌 ─ 胃癌

午前 76 神経原性ショックの特徴はどれか。
1. 交感神経の緊張
2. 徐脈
3. 心拍出量の増加
4. 中心静脈圧の上昇
5. 皮膚温の低下

午前 77 肺気量で正しいのはどれか。2 つ選べ。
1. 1 秒率 = 1 秒量 ÷ % 肺活量
2. 機能的残気量 = 予備吸気量 + 残気量
3. 最大吸気量 = 1 回換気量 + 予備吸気量
4. 残気量 = 全肺気量 − 肺活量
5. 肺活量 = 予備吸気量 + 予備呼気量

午前 78 正しい組合せはどれか。
1. A. Beck ──────── 愛着理論
2. J. Bowlby ──────── 認知療法
3. R. Liberman ────── 系統的脱感作
4. C. Rogers ──────── 来談者中心療法
5. J. Wolpe ──────── 社会生活技能訓練

午前 79 ライフステージにおける成人期後期(50〜60 歳ころ)の特徴で適切なのはどれか。
1. 親しい人の死を経験し、自分の死についても受容的になる。
2. 心理社会的な猶予期間(モラトリアム)といえる時期である。
3. 仕事や家庭を持つようになり、社会人としての成長をみせる。
4. 経験の蓄積により判断力は向上を続けるが記憶力は低下を示す。
5. 社会的役割の減少や身体的不自由など多くの喪失体験がみられる。

午前 80 交通事故により下肢を骨折したが、リハビリテーションの回数が少ないことで、治療者に強い不満をぶつけてしまった。その後「先生は私を嫌っている」と考える防衛機制はどれか。
1. 回避
2. 投影
3. 否認
4. 抑圧
5. 合理化

午前81 ある患者の心理検査の一部を示す。この検査法はどれか。

| |
|---|
| 子供の頃、私は　空想の世界に浸っていました。 |
| 私はよく人から　よく自分勝手だと言われていました。 |
| 家の暮し　は窮屈に感じるので、早く独り暮らしをしたいです。 |
| 私の失敗　が多いので、できるだけ思い出したくありません。 |

1．HTP〈House-tree-person test〉
2．SCT
3．MMPI
4．P-F スタディ
5．ASQ〈Autism Screening Questionnaire〉

午前82 ASIA の評価法における脊髄の髄節とその key muscle の組合せで正しいのはどれか。
1．C6 ──────── 上腕二頭筋
2．C8 ──────── 上腕三頭筋
3．T1 ──────── 小指外転筋
4．L1 ──────── 大腿四頭筋
5．L5 ──────── 前脛骨筋

午前83 絞扼性神経障害における障害部位と症候の組合せで正しいのはどれか。
1．手根管 ──────── 下垂手
2．足根管 ──────── 足背の異常感覚
3．梨状筋 ──────── 下腿内側の異常感覚
4．肘部管 ──────── 涙滴徴候
5．腓骨頭 ──────── 下垂足

午前84 失行の検査でないのはどれか。
1．お茶を入れてもらう。
2．金槌で釘を打ってもらう。
3．日常物品の名前を答えてもらう。
4．「おいでおいで」の動作をしてもらう。
5．歯ブラシを持ったつもりで歯を磨くまねをしてもらう。

午前85 性染色体異常で発症するのはどれか。2つ選べ。
1．Down 症候群
2．Marfan 症候群
3．Turner 症候群
4．Williams 症候群
5．Kleinfelter 症候群

午前86 改訂日本版デンバー式発達スクリーニング検査〈JDDST－R〉の個人－社会領域で最も早く可能になるのはどれか。
1．手を洗ってふく。
2．簡単なお手伝い。
3．コップから飲む。
4．上着などを脱ぐ。
5．ビスケットを自分で食べる。

午前87 帯状疱疹で正しいのはどれか。
1．発疹は左右対称にみられる。
2．感染後数日で発症する。
3．Koplik 斑が出現する。
4．アロディニアを伴う。
5．帯状絞扼感を伴う。

午前88 骨折の名称と部位との組合せで正しいのはどれか。
1．Bennett 骨折 ─────── 脛　骨
2．Duverney 骨折 ─── 橈　骨
3．Jefferson 骨折 ─────── 大腿骨
4．Malgaigne 骨折 ─────── 骨　盤
5．Smith 骨折 ─────── 上腕骨

午前89 脳血管障害に対して行われる検査で、誤っているのはどれか。
1．頸動脈狭窄の検索に頸部 MRA が用いられる。
2．出血病変の検索に MRI の T2*（スター）強調像が用いられる。
3．陳旧性梗塞の検索に MRI の拡散強調像が用いられる。
4．脳塞栓の原因検索に Holter 心電図が用いられる。
5．脳動脈瘤の検索に脳血管撮影が用いられる。

午前90 Parkinson 病でみられないのはどれか。
1. 便 秘
2. 運動失調
3. 動作緩慢
4. 静止時振戦
5. レム睡眠行動障害

午前91 下肢の末梢神経伝導検査で複数の神経に運動神経伝導速度低下を認めた。最も考えられる疾患はどれか。
1. 多発性筋炎
2. 視神経脊髄炎
3. 閉塞性動脈硬化症
4. 筋萎縮性側索硬化症
5. Guillain–Barré 症候群

午前92 慢性閉塞性肺疾患患者に推奨されないのはどれか。
1. 低脂肪食
2. 在宅酸素療法
3. 上肢の筋力トレーニング
4. 下肢の筋力トレーニング
5. インフルエンザワクチン接種

午前93 細菌の産生する毒素が症状の原因となるのはどれか。（複数の選択肢を正解として採点する）
1. 赤痢菌
2. サルモネラ
3. ボツリヌス菌
4. カンピロバクター
5. 腸管出血性大腸菌

午前94 熱傷で正しいのはどれか。
1. 熱傷面積はⅠ、Ⅱ、Ⅲ度すべての面積を合わせて計算する。
2. Ⅰ度熱傷では水疱がみられる。
3. 浅達性Ⅱ度熱傷では水疱底は蒼白である。
4. 深達性Ⅱ度熱傷では疼痛がみられる。
5. Ⅲ度熱傷では創底から上皮化が起こる。

午前95 リハビリテーション医療における安全管理・推進のためのガイドライン 2006 に基づく、積極的なリハビリテーションを実施しない場合はどれか。
1. 安静時脈拍 130/ 分
2. 安静時体温 37.5℃
3. 安静時酸素飽和度 92 ％
4. 安静時収縮期血圧 160 mmHg
5. 安静時拡張期血圧 100 mmHg

午前96 うつ病に起こりやすい思考障害はどれか。
1. 迂 遠
2. 観念奔逸
3. 思考制止
4. 思考途絶
5. 滅裂思考

午前97 アルコール離脱せん妄で正しいのはどれか。
1. 生命への危険性は低い。
2. 羽ばたき振戦がみられる。
3. 抗酒薬を速やかに投与する。
4. 飲酒停止後 72 〜 96 時間に多くみられる。
5. アルコール血中濃度の上昇に伴って生じる。

午前98 夢に関連する睡眠障害がみられるのはどれか。
1. 睡眠時驚愕症
2. 睡眠時遊行症
3. レム睡眠行動障害
4. 睡眠関連摂食障害
5. 周期性四肢運動障害

午前99 神経性無食欲症で正しいのはどれか。2つ選べ。
1. 骨密度は増加する。
2. 消化管の吸収不全がある。
3. 病識を持たないことが多い。
4. 食物に対する関心が低下する。
5. ボディイメージの歪みがある。

午前 100　パニック障害の薬物療法で用いられるのはどれか。
1．抗うつ薬
2．抗精神病薬
3．気分安定薬
4．抗てんかん薬
5．中枢神経刺激薬

午後 51　Lisfranc 関節を構成するのはどれか。2つ選べ。
1．距　骨
2．舟状骨
3．踵　骨
4．内側楔状骨
5．立方骨

午後 52　視覚伝導路に含まれるのはどれか。
1．下垂体
2．松果体
3．乳頭体
4．扁桃体
5．外側膝状体

午後 53　外眼筋の中で動眼神経の支配でないのはどれか。
1．上斜筋
2．下斜筋
3．上直筋
4．下直筋
5．上眼瞼挙筋

午後 54　中枢神経系の模式図を示す。矢印の部位はどれか。

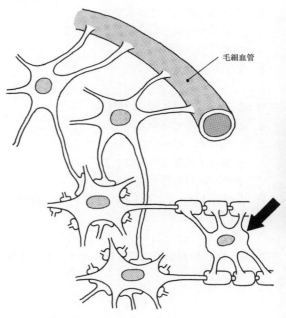

毛細血管

1．小膠細胞
2．樹状突起
3．上衣細胞
4．星状膠細胞
5．希突起膠細胞

午後 55　筋と支配神経との組合せで正しいのはどれか。2つ選べ。
1．下双子筋 ──────── 閉鎖神経
2．短内転筋 ──────── 坐骨神経
3．縫工筋 ──────── 大腿神経
4．前脛骨筋 ──────── 深腓骨神経
5．後脛骨筋 ──────── 総腓骨神経

午後 56　心臓で正しいのはどれか。2つ選べ。
1．心臓壁は2層からなる。
2．右房室弁は三尖弁である。
3．心室中隔は左室側に凸である。
4．心尖は左第8肋間に位置する。
5．冠状動脈は大動脈から分岐する。

午後57 口腔で正しいのはどれか。
1. 口蓋の後方を硬口蓋という。
2. 口峡は口腔と喉頭の境である。
3. 口腔粘膜は重層扁平上皮からなる。
4. 舌根に舌乳頭がある。
5. 舌背に舌小帯がある。

午後58 膵臓で正しいのはどれか。
1. 膵頭は脾臓に接する。
2. 膵尾は十二指腸に接する。
3. 膵管は十二指腸に開口する。
4. 膵体は横行結腸前面を横走する。
5. Langerhans〈ランゲルハンス〉島は膵頭に
   多く存在する。

午後59 左頸部側面の様子を別に示す。中斜角筋
   はどれか。
1. ①
2. ②
3. ③
4. ④
5. ⑤

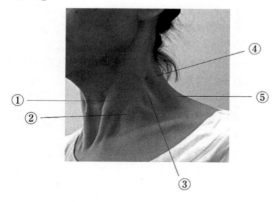

午後60 頸動脈洞反射で正しいのはどれか。
1. 血圧が上昇する。
2. 心拍数が増加する。
3. 求心路は舌下神経を介する。
4. 遠心路は迷走神経を介する。
5. 血中酸素濃度の上昇によって生じる。

午後61 皮膚の侵害受容器はどれか。
1. 毛包受容体
2. Pacini 小体
3. Ruffini 終末
4. 自由神経終末
5. Meissner 小体

午後62 副交感神経線維を含むのはどれか。2つ
   選べ。
1. 動眼神経
2. 滑車神経
3. 内耳神経
4. 迷走神経
5. 舌下神経

午後63 心臓の刺激伝導系でないのはどれか。
1. 固有心筋
2. 洞房結節
3. Purkinje 線維
4. 房室結節
5. 房室束

午後64 線維素溶解に働くのはどれか。
1. アルブミン
2. グロブリン
3. トロンビン
4. フィブリン
5. プラスミン

午後65 嚥下中枢が存在する部位はどれか。
1. 赤 核
2. 中 脳
3. 小 脳
4. 橋
5. 延 髄

午後66 排便機構で正しいのはどれか。
1. 排便中枢は胸髄にある。
2. 外肛門括約筋は陰部神経支配である。
3. 下行結腸では逆蠕動運動がみられる。
4. 食事によって胃が拡張すると便意を生じる。
5. 内肛門括約筋は副交感神経の緊張で収縮す
   る。

午後 67　血糖を上昇させる作用のあるホルモンは
　　　　どれか。
　1．アドレナリン
　2．アルドステロン
　3．カルシトニン
　4．パラトルモン
　5．プロラクチン

午後 68　妊娠、出産で正しいのはどれか。（採点除
　　　　外）
　1．受精卵は着床してから分裂を開始する。
　2．胎盤は着床前から形成が開始される。
　3．妊娠中は、妊婦と胎児の血液の混合が起こる。
　4．妊娠中はプロラクチン分泌が抑制されている。
　5．分娩が始まるとオキシトシン分泌が減少する。

午後 69　通常歩行（4km/h）の代謝当量（METs）
　　　　はどれか。
　1．1 〜 2 METs
　2．3 〜 4 METs
　3．5 〜 6 METs
　4．7 〜 8 METs
　5．9 〜 10 METs

午後 70　眼球運動を行う筋はどれか。
　1．外側翼突筋
　2．眼輪筋
　3．頰　筋
　4．前頭筋
　5．内側直筋

午後 71　肩関節外転 90°の時の肩甲骨上方回旋角
　　　　度で正しいのはどれか。
　1．15°
　2．30°
　3．45°
　4．60°
　5．75°

午後 72　右膝の内側面を図に示す。矢印の筋の作
　　　　用で正しいのはどれか。2 つ選べ。

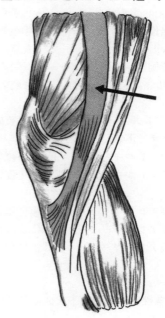

　1．股伸展
　2．股内転
　3．股外旋
　4．膝伸展
　5．膝屈曲

午後 73　体幹の伸展かつ右回旋に作用する筋はど
　　　　れか。（採点除外）
　1．右最長筋
　2．右多裂筋
　3．右半棘筋
　4．右腰方形筋
　5．右内腹斜筋

午後 74　成人の正常立位姿勢で正しいのはどれか。
　1．腰仙角は約 10 度である。
　2．胸椎と仙椎は前弯を示す。
　3．矢状面上における重心は仙骨の後方に位置す
　　　る。
　4．矢状面における身体の重心線は足関節中心を
　　　通る。
　5．両上前腸骨棘と恥骨結合を含む面は前額面と
　　　ほぼ一致する。

午後75　疾患と病理学的変化の組合せで正しいのはどれか。
1. Parkinson 病 ──────── 大脳白質の変性
2. 多発性硬化症 ──────── 中枢神経の脱髄
3. Lewy 小体型認知症 ──── 大脳白質の虚血
4. 筋萎縮性側索硬化症 ──── 脊髄後索の変性
5. Guillain-Barré 症候群 ── 脊髄前角の変性

午後76　アレルギーの分類と組織傷害の機序との組合せで正しいのはどれか。
1. Ⅰ型アレルギー ────── 即時型過敏症
2. Ⅱ型アレルギー ────── 細胞性免疫による組織傷害
3. Ⅱ型アレルギー ────── 免疫複合体病
4. Ⅲ型アレルギー ────── 抗体による機能亢進
5. Ⅳ型アレルギー ────── 補体活性化による細胞傷害

午後77　急性期のくも膜下出血の診断に最も有用なのはどれか。
1. MRI T1 強調像
2. MRI T2 強調像
3. 頸動脈超音波像
4. 単純 CT 像
5. 単純エックス線写真

午後78　創傷治癒を遅延させるのはどれか。
1. 亜　鉛
2. アミノ酸
3. 酸　素
4. ビタミン C
5. 副腎皮質ステロイド

午後79　障害受容で誤っているのはどれか。
1. 社会環境によって影響される。
2. 障害者同士の交流により促進される。
3. 抑うつ状態の患者には積極的な指導を行う。
4. 混乱している患者の怒りは医療者にも向く。
5. ショックを受けている状態の患者は安全に見守る。

午後80　認知行動療法で対象となるうつ病の自動思考のうち「極端な一般化」にあたるのはどれか。
1. そのときの感情に基づいて現実を判断する。
2. 全てに対して白黒をつけて割り切ろうとする。
3. 着目していることだけから短絡的に結論付ける。
4. 「こうするべきだ」と行動を制限して自分を責める。
5. 少数の事実から全てが同じ結果になると結論付ける。

午後81　心理療法で正しいのはどれか。
1. 陽性転移の出現を目標とする。
2. 逆転移を認識したときは治療を中止する。
3. 自律訓練法では不安階層表を作成させる。
4. 絵画療法は統合失調症急性期に有効である。
5. バイオフィードバックはオペラント条件付けを用いた手法である。

午後82　ASIA の評価法における脊髄の髄節とその感覚支配領域検査ポイントの組合せで正しいのはどれか。
1. C5 ──────── 鎖骨上窩
2. T7 ──────── 臍
3. T12 ─────── 鼠径靱帯の中点
4. L5 ──────── 足関節内果
5. S4 ──────── 膝　窩

午後83　歩行障害と病態の組合せで正しいのはどれか。（採点除外）
1. 鶏　歩 ────────── ハムストリングスの筋力低下
2. 踵足歩行 ───────── 深部感覚障害
3. 動揺性歩行 ──────── 錐体外路障害
4. 小刻み歩行 ──────── 運動失調
5. Trendelenburg 歩行 ── 腸腰筋の筋力低下

午後84　高齢者の長期の安静臥床の影響で正しいのはどれか。2つ選べ。
1. 記銘力の低下
2. 1回換気量の増加
3. 循環血液量の減少
4. 予備呼気量の増加
5. 安静時心拍数の減少

午後85　Milani 運動発達評価表における反射や運動のうち消失する時期が最も遅いのはどれか。
1．手掌把握反射
2．自動歩行
3．足底把握反射
4．非対称性緊張性頸反射
5．Moro 反射

午後86　乳児の水頭症でみられる症状はどれか。
1．肥　満
2．口蓋裂
3．運動失調
4．落陽現象
5．弛緩性麻痺

午後87　外傷による骨折で、通常、完全骨折となるのはどれか。
1．亀裂骨折
2．若木骨折
3．竹節骨折
4．圧迫骨折
5．剝離骨折

午後88　骨肉腫で正しいのはどれか
1．肺転移が多い。
2．運動時痛は少ない。
3．壮年期に好発する。
4．大腿骨近位に発生が多い。
5．血中アルカリフォスファターゼが低下する。

午後89　続発性骨粗鬆症発症の危険因子はどれか。
1．肥　満
2．副腎不全
3．関節リウマチ
4．甲状腺機能低下
5．副甲状腺機能低下

午後90　神経系の感染症と病原体の組合せで正しいのはどれか。
1．HIV 脳症 ——————— スピロヘータ
2．急性灰白髄炎 ——————— ウイルス
3．Creutzfeldt-Jakob 病 ——— 細　菌
4．進行麻痺 ——————— ウイルス
5．日本脳炎 ——————— 細　菌

午後91　重症筋無力症で正しいのはどれか。
1．胸腺の異常を伴うことが多い。
2．Parkinson 病より患者数が多い。
3．テンシロン試験で症状が悪化する。
4．血清クレアチンキナーゼが上昇する。
5．誘発筋電図の反復刺激試験で振幅の漸増を認める。

午後92　脳腫瘍とその症状の組合せで正しいのはどれか。
1．下垂体腺腫 —————— 両耳側半盲
2．視神経膠腫 —————— てんかん発作
3．髄芽腫 —————— 下垂体機能不全
4．聴神経鞘腫 —————— 尿崩症
5．頭蓋咽頭腫 —————— 難　聴

午後93　急性膵炎で正しいのはどれか。
1．胆石が最も多い原因である。
2．重症例の死亡率は 1% 前後である。
3．急性期は血中アミラーゼが低下する。
4．膵内での消化酵素の活性化がみられる。
5．体幹の伸展で痛みが軽減することが多い。

午後94　赤血球の産生が低下しないのはどれか。
1．腎性貧血
2．溶血性貧血
3．鉄欠乏性貧血
4．巨赤芽球性貧血
5．骨髄異形成症候群

午後95　地域保健法に基づく保健所の業務でないのはどれか。
1．障害児の保健相談
2．医療保険の審査事務
3．感染症発症届出の受理
4．人口動態統計に関する事務
5．食品に関する営業者の監視

午後96 統合失調症の患者が「不気味な何かが起こりそうだ」と不安緊迫感を訴えた。この症状はどれか。

1. 考想伝播
2. 作為体験
3. 妄想気分
4. 妄想知覚
5. 連合弛緩

午後97 てんかんで正しいのはどれか。

1. 常にけいれんを伴う。
2. 発症率は30歳代が70歳代よりも高い。
3. West症候群の発症のピークは3〜5歳である。
4. 高齢初発の症候性てんかんの原因疾患としては脳血管障害が最も多い。
5. てんかんによる突然死のリスクは、強直間代発作よりも欠神発作の方が高い。

午後98 器質性精神障害の急性期の症状として最もみられるのはどれか。

1. 失　語
2. せん妄
3. 知能低下
4. 性格変化
5. 健忘症候群

午後99 うつ病のリワークプログラムで正しいのはどれか。

1. 集団療法として位置づけられる。
2. 精神科医療機関では実施されない。
3. 診断や就労状況などで対象者は限定されない。
4. 実施にあたり主治医との情報共有は制限される。
5. 急性期からプログラムに参加することが推奨される。

午後100 成人のパーソナリティ障害への治療介入で正しいのはどれか。

1. 薬物療法は有効である。
2. 家族との連携を控える。
3. 早期に診断して患者に告知する。
4. 秩序を乱した行動に対して何も言わない。
5. 自傷行為などが頻回な場合は電気けいれん療法を行う。

# ●●●●●第 55 回 問題●●●●●

自律神経系の機能をもつのはどれか。
1．視神経
2．滑車神経
3．三叉神経
4．迷走神経
5．舌下神経

午前52 錐体路を含むのはどれか。
1．脳　梁
2．大脳脚
3．上小脳脚
4．中小脳脚
5．下小脳脚

午前53 関節と関節構造の組合せで正しいのはどれか。（複数の選択肢を正解として採点する）
1．手のMP関節 ―― らせん関節
2．橈骨手根関節 ―― 鞍関節
3．上橈尺関節 ―――― 顆状関節
4．腕尺関節 ――――― 蝶番関節
5．肩鎖関節 ――――― 平面関節

午前54 手根管を通過しないのはどれか。
1．深指屈筋腱
2．浅指屈筋腱
3．長母指屈筋腱
4．尺側手根屈筋腱
5．橈側手根屈筋腱

午前55 腰神経叢に含まれるのはどれか。
1．陰部神経
2．下殿神経
3．坐骨神経
4．上殿神経
5．大腿神経

午前56 下大静脈に直接入るのはどれか。2つ選べ。
1．肝静脈
2．胃静脈
3．脾静脈
4．空回腸静脈
5．腎静脈

午前57 気管支について正しいのはどれか。
1．気管支には平滑筋がある。
2．左主気管支は右主気管支より短い。
3．気管支の内表面は扁平上皮で覆われる。
4．気管分岐部は食道の第1狭窄部にある。
5．気管の延長線に対する気管支の分岐角度は左より右の方が大きい。

午前58 後腹膜腔に存在するのはどれか。
1．胃
2．空　腸
3．膵　臓
4．横行結腸
5．S状結腸

午前59 左顔面を図に示す。網かけ部分を支配している感覚神経はどれか。

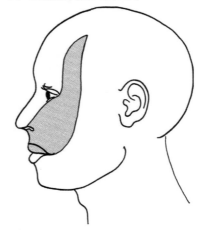

1．眼神経
2．顔面神経
3．鼓室神経
4．耳介側頭神経
5．上顎神経

午前60 線毛上皮があるのはどれか。
1．腟
2．子　宮
3．尿　管
4．膀　胱
5．卵　管

午前61 副腎髄質から分泌されるホルモンはどれ
か。2つ選べ。
1．アドレナリン
2．アルドステロン
3．アンドロゲン
4．コルチゾール
5．ノルアドレナリン

午前62 骨格筋の筋収縮において筋小胞体から放
出された $Ca^{2+}$ が結合するのはどれか。
1．アクチン
2．ミオシン
3．トロポニン
4．ミオグロビン
5．トロポミオシン

午前63 交感神経の作用はどれか。
1．瞳孔を縮小させる。
2．排尿を促進させる。
3．気管支を拡張させる。
4．心拍数を減少させる。
5．胃腸の運動を促進させる。

午前64 呼吸生理の説明で正しいのはどれか。
1．呼吸中枢は視床下部にある。
2．外肋間筋は安静呼吸の呼気筋として作用する。
3．内呼吸とは肺胞と毛細血管との間のガス交換
をいう。
4．動脈血二酸化炭素分圧が上昇するとヘモグロ
ビンから酸素が解離しやすくなる。
5．頸動脈小体は動脈血酸素分圧よりも動脈血二
酸化炭素分圧の変化を感知しやすい。

午前65 血液凝固因子はどれか。2つ選べ。
1．アルブミン
2．トロンビン
3．ヘモグロビン
4．フィブリノゲン
5．エリスロポエチン

午前66 排便の随意的な制御に関わるのはどれか。
1．陰部神経
2．下殿神経
3．下腹神経
4．骨盤神経
5．閉鎖神経

午前67 腎臓の排尿機構で正しいのはどれか。
1．Bowman 嚢は集合管に接続する。
2．近位尿細管では $Na^+$ が再吸収される。
3．ネフロンは糸球体と近位尿細管から構成される。
4．糸球体ではアルブミンは水よりも濾過されや
すい。
5．糸球体濾過量は健常成人では1日に 1 ～ 1.5L
である。

午前68 体温調節の中枢で正しいのはどれか。
1．中　脳
2．扁桃体
3．視床下部
4．小脳虫部
5．補足運動野

午前69 肩甲上腕関節の運動とそれに作用する筋
の組合せで正しいのはどれか。
1．屈　　曲 —— 棘下筋
2．伸　　展 —— 棘上筋
3．内　　転 —— 広背筋
4．外　　転 —— 上腕三頭筋
5．内　　旋 —— 烏口腕筋

午前70 手の内在筋プラス肢位の組合せで正しい
のはどれか。
1．MP 関節屈曲 - PIP 関節伸展 - DIP 関節屈曲
2．MP 関節伸展 - PIP 関節屈曲 - DIP 関節屈曲
3．MP 関節屈曲 - PIP 関節伸展 - DIP 関節伸展
4．MP 関節伸展 - PIP 関節屈曲 - DIP 関節伸展
5．MP 関節屈曲 - PIP 関節屈曲 - DIP 関節伸展

午前71 膝関節屈曲に作用する筋はどれか。
1．外閉鎖筋
2．大内転筋
3．恥骨筋
4．長内転筋
5．薄　筋

午前72　快適歩行から速度を速めた際の変化で正しいのはどれか。
1．歩幅は減少する。
2．重心の上下動は減少する。
3．立脚相の時間は減少する。
4．股関節の屈曲角度は減少する。
5．体幹の水平面内回旋運動は減少する。

午前73　肺機能検査とその説明の組合せで正しいのはどれか。
1．1秒量 ―― 安静呼気の呼出開始から1秒間に呼出した肺気量
2．残気量 ―― 安静呼気位に肺内に残存した肺気量
3．肺活量 ―― 最大吸気位からゆっくりと最大呼気位まで呼出した肺気量
4．拘束性換気障害 ―― ％肺活量90％未満
5．閉塞性換気障害 ―― 1秒率80％未満

午前74　運動学習における結果の知識〈KR〉が与えられるのはどれか。
1．フリースロー時の肘の伸ばし具合を指導する。
2．投げた球がストライクかどうかを教える。
3．ボーリングのスコアの付け方を教える。
4．バレーボールのルールを教える。
5．平泳ぎの手の使い方を教える。

午前75　胎児期に感染することで先天性奇形を生じるのはどれか。
1．MRSA
2．結核菌
3．風疹ウイルス
4．B型肝炎ウイルス
5．ヘリコバクター・ピロリ菌

午前76　小脳橋角部に最も多い脳腫瘍はどれか。
1．腺　腫
2．髄膜腫
3．血管芽腫
4．神経膠腫
5．神経鞘腫

午前77　胃全摘出術後に起こりやすいのはどれか。
1．多血症
2．てんかん
3．血小板減少
4．逆流性食道炎
5．高カルシウム血症

午前78　無意識の願望を意識的に気付きから排除する形での防衛機制はどれか。（採点除外）
1．統　制
2．抑　圧
3．合理化
4．知性化
5．反動形成

午前79　創始者と心理療法の組合せで正しいのはどれか。2つ選べ。
1．Beck ―― 集団療法
2．Freud ―― 自由連想
3．Jung ―― 夢分析
4．Rogers ―― 自律訓練法
5．Skinner ―― 認知療法

午前80　加齢によっても保たれる精神機能はどれか。
1．記銘力
2．計算力
3．注意力
4．言語理解力
5．情報処理速度

午前81　治療者が指示や助言を与え、非適応的な行動をコントロールすることを目的とした治療法はどれか。
1．芸術療法
2．森田療法
3．精神分析療法
4．来談者中心療法
5．バイオフィードバック療法

午前82 脳の病変部位と出現しやすい症候との組合せで正しいのはどれか。

1. 黒　質 —— 感覚障害
2. 視　床 —— 嗅覚障害
3. 赤　核 —— 摂食嚥下障害
4. 線条体 —— 不随意運動
5. 扁桃体 —— 筋緊張異常

午前83 Daniels らの徒手筋力テストについて正しいのはどれか。（採点除外）

1. 筋を最大伸長させた肢位で行う。
2. 協働筋を個々に分離して評価できる。
3. 関節可動域に制限があれば評価できない。
4. 抑止テストでは徐々に徒手抵抗を強くする。
5. 筋収縮が全く認められない筋の判定は段階1である。

午前84 接触感染するのはどれか。（3つの選択肢を正解として採点）

1. MRSA
2. 結核菌
3. 風疹ウイルス
4. 麻疹ウイルス
5. インフルエンザウイルス

午前85 原始反射のうち消失する時期が最も遅いのはどれか。

1. Moro 反射
2. 足底把握反射
3. 緊張性迷路反射
4. 交叉性伸展反射
5. 非対称性緊張性頸反射

午前86 骨形成不全症で正しいのはどれか。

1. 強膜炎を合併する。
2. 遺伝性疾患ではない。
3. 視覚障害を合併する。
4. 二次的に側弯症を発症しやすい。
5. 治療にはステロイド薬が有効である。

午前87 視床痛で正しいのはどれか。

1. CRPS〈複合性局所疼痛症候群〉I型に分類される。
2. 脳卒中発症直後から出現する。
3. 聴覚刺激で疼痛が緩和する。
4. 非侵害刺激で疼痛を感じる。
5. Lhermitte 徴候がみられる。

午前88 脳血管障害と治療の組合せで正しいのはどれか。

1. ラクナ梗塞 ——————— 頸動脈血栓内膜剥離術
2. くも膜下出血 —————— クリッピング手術
3. 心原性脳塞栓症 ———— 頸動脈ステント留置術
4. 一過性脳虚血発作 — コイル塞栓術
5. アテローム血栓性 — アブレーション手術
　 脳梗塞

午前89 頭部 CT を示す。所見として考えられるのはどれか。

1. くも膜下出血
2. 硬膜外血腫
3. 硬膜下血腫
4. 脳動静脈奇形
5. 皮質下出血

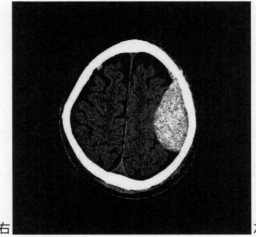

右　　　　　　　　　　　　　　　　　　　　　　　左

午前90　集中治療室での急性期リハビリテーションに関して正しいのはどれか。
1．安全面から歩行練習は行わない。
2．squeezing では呼気時に肺を圧迫する。
3．頭部挙上位は全身状態が安定してから開始する。
4．総腓骨神経麻痺の発生予防には踵部の除圧が重要である。
5．体位排痰法では痰の貯留部位を下にした姿勢を保持する。

午前91　肺塞栓症について誤っているのはどれか。
1．肥満が誘因となる。
2．長期臥床が誘因となる。
3．心電図所見は非特異的である。
4．下肢よりも上肢の手術後に多い。
5．深部静脈血栓症との合併が多い。

午前92　食道癌で正しいのはどれか。
1．女性に多い。
2．高血圧は危険因子である。
3．好発部位は頸部食道である。
4．組織型は扁平上皮癌が多い。
5．ヘリコバクター・ピロリ菌が発症に関与する。

午前93　尿毒症で正しいのはどれか。
1．腎不全の初期にみられる。
2．代謝性アシドーシスを示す。
3．低カリウム血症を生じやすい。
4．透析患者の死亡原因で最も多い。
5．血清クレアチニン濃度は低下する。

午前94　早期の前頭側頭型認知症でみられないのはどれか。
1．幻　視
2．常同行動
3．病識低下
4．自発性低下
5．社会的対人行動の障害

午前95　介護保険制度で正しいのはどれか。
1．COPD は特定疾患ではない。
2．加入は45歳以上に義務づけられる。
3．都道府県の介護保険係に介護認定を申請する。
4．要介護認定の区分別支給限度額は同じである。
5．要介護度の認定は介護認定審査会で判定される。

午前96　てんかんで正しいのはどれか。
1．遺伝素因はない。
2．意識障害が必発する。
3．高齢発症は稀である。
4．病因は特発性と症候性に分けられる。
5．我が国の患者は約10万人と推定されている。

午前97　統合失調症に特徴的な思考の障害はどれか。
1．思考が緩徐でうまく進まない。
2．思考の進行が突然遮断され、会話が停止する。
3．まわりくどく、要領よく思考目標に到達できない。
4．観念の間に論理的な関連がなく、意識の混濁を伴う。
5．観念が次々に沸き起こるが、つながりは表面的で目標から外れていく。

午前98　摂食障害について正しいのはどれか。
1．摂食障害は女性のみに発症する。
2．神経性大食症は神経性無食欲症より有病率が高い。
3．神経性大食症では、自己誘発性嘔吐は認められない。
4．神経性大食症から神経性無食欲症に移行することはない。
5．神経性無食欲症では、過活動や運動強迫が認められない。

午前99　見捨てられ不安を特徴とするのはどれか。
1．依存性パーソナリティ障害
2．演技性パーソナリティ障害
3．回避性パーソナリティ障害
4．境界性パーソナリティ障害
5．自己愛性パーソナリティ障害

午前100　概日リズムの障害による疾患はどれか。
1．睡眠時遊行症
2．ナルコレプシー
3．睡眠相後退症候群
4．むずむず脚症候群
5．レム睡眠行動障害

午後51　大脳基底核に分類されるのはどれか。
1．視　床
2．上　丘
3．被　殻
4．下垂体
5．歯状核

午後52　外胚葉から発生するのはどれか。2つ選べ。
1．乳　腺
2．卵　巣
3．甲状腺
4．松果体
5．上皮小体

午後53　中間楔状骨に接するのはどれか。
1．距　骨
2．脛　骨
3．舟状骨
4．踵　骨
5．腓　骨

午後54　筋皮神経支配の筋はどれか。2つ選べ。
1．肘　筋
2．棘下筋
3．三角筋
4．烏口腕筋
5．上腕二頭筋

午後55　冠状動脈で正しいのはどれか。
1．大動脈弁の心室側から出る。
2．左右の冠状動脈は吻合しない。
3．左冠状動脈は房室結節に血液を送る。
4．右冠状動脈は前下降枝と回旋枝に分かれる。
5．左冠状動脈は心室中隔前方2/3に血液を送る。

午後56　動脈と触知可能な部位との組合せで誤っているのはどれか。
1．上腕動脈 —— 上腕二頭筋後内側縁
2．橈骨動脈 —— 前腕掌側面の外側遠位部
3．大腿動脈 —— Scarpa 三角内
4．足背動脈 —— 足背の長母指伸筋腱と長指伸筋腱の間
5．後脛骨動脈 — 外果後方

午後57　胃について正しいのはどれか。
1．幽門は食道に連なる。
2．胃切痕は大弯側にある。
3．胃体の下端部を胃底という。
4．噴門は第1腰椎の右側にある。
5．胃の大弯は大網を介して横行結腸と結合する。

午後58　泌尿器について正しいのはどれか。
1．尿管口は膀胱尖に開く。
2．尿管内部には逆流防止弁がある。
3．男性の尿道は女性に比べて短い。
4．男性の尿道は前立腺を貫いている。
5．内尿道口は膀胱三角の中央に開く。

午後59　内耳に含まれるのはどれか。
1．鼓　室
2．耳　管
3．キヌタ骨
4．膜半規管
5．アブミ骨筋

午後60　Scarpa 三角の内で触知できる筋はどれか。2つ選べ。
1．大腿直筋
2．恥骨筋
3．腸腰筋
4．内閉鎖筋
5．梨状筋

午後61　細胞について誤っているのはどれか。
1．細胞膜は二重膜である。
2．細胞膜は主にリン脂質から構成される。
3．ミトコンドリアでは ATP 生成を行っている。
4．リボソームは蛋白質と DNA から構成される。
5．$Na^+-K^+$ ポンプにより細胞内の $Na^+$ は低く保たれる。

午後62　神経筋接合部における神経伝達物質はどれか。
1．ノルアドレナリン
2．アセチルコリン
3．アドレナリン
4．セロトニン
5．ドパミン

午後63 Brodmann により決定された皮質領野で一次運動野に相当するのはどれか。
1. 1野
2. 4野
3. 17野
4. 22野
5. 44野

午後64 筋紡錘の感覚神経線維で正しいのはどれか。2つ選べ。
1. Ia
2. Ib
3. Ⅱ
4. α
5. γ

午後65 心室収縮期に生じているのはどれか。2つ選べ。
1. 三尖弁開放
2. 僧帽弁閉鎖
3. 大動脈弁閉鎖
4. 肺動脈圧低下
5. 肺動脈弁開放

午後66 脳神経とその働きの組合せで正しいのはどれか。
1. 顔面神経 ―――― 軟口蓋の挙上
2. 三叉神経 ―――― 下顎の運動
3. 舌咽神経 ―――― 舌の運動
4. 舌下神経 ―――― 唾液分泌
5. 迷走神経 ―――― 口唇閉鎖

午後67 排尿に関与する神経で正しいのはどれか。
1. 脳における排尿中枢は延髄にある。
2. 外尿道括約筋は下腹神経支配である。
3. 内尿道括約筋は陰部神経支配である。
4. 交感神経路の興奮は膀胱を弛緩させる。
5. 副交換神経路は第11胸髄〜第2腰髄レベルから生じる。

午後68 男性生殖器系で正しいのはどれか。
1. 勃起中枢は腰髄にある。
2. 陰茎海綿体神経は動脈収縮作用をもつ。
3. 射精は副交感神経の作用を介して起きる。
4. 性的刺激による勃起には辺縁系が関与する。
5. 射精後の精子は女性の膣内で1週間程度生存する。

午後69 嫌気的代謝の過程で生成される物質はどれか。
1. アミノ酸
2. クエン酸
3. フマル酸
4. ピルビン酸
5. イソクエン酸

午後70 前腕回内の作用をもつのはどれか。2つ選べ。
1. 上腕筋
2. 腕橈骨筋
3. 上腕二頭筋
4. 上腕三頭筋
5. 橈側手根屈筋

午後71 筋と足への作用との組合せで正しいのはどれか。2つ選べ。
1. 足の長母指伸筋 ―――― 背屈
2. 後脛骨筋 ―――― 内がえし
3. 前脛骨筋 ―――― 外がえし
4. 第三腓骨筋 ―――― 底屈
5. 長腓骨筋 ―――― 背屈

午後72 股関節伸展、内転、内旋および膝関節屈曲に作用する筋はどれか。
1. 大腿筋膜張筋
2. 大腿二頭筋
3. 中間広筋
4. 半腱様筋
5. 縫工筋

午後73　努力吸気時に働く筋はどれか。
1．腹横筋
2．腹直筋
3．外腹斜筋
4．内腹斜筋
5．胸鎖乳突筋

午後74　反射マーカを用いた三次元歩行分析装置で評価が最も困難なのはどれか。
1．歩　幅
2．歩行率
3．重心の変化
4．足底圧分布
5．関節角度変化

午後75　尿検査項目とその検査結果が高値となる疾患との組合せで正しいのはどれか。
1．ケトン体 ―――――― 膵　炎
2．ビリルビン ――――― 糖尿病
3．アルブミン ――――― 肝硬変
4．ヘモグロビン ―――― 心筋梗塞
5．ミオグロビン ―――― 横紋筋融解症

午後76　悪性腫瘍細胞の特徴で誤っているのはどれか。
1．増殖が速い。
2．核分裂が多い。
3．染色体異常が多い。
4．核／細胞質比が小さい。
5．未分化型は悪性度が高い。

午後77　ステロイド薬の長期投与によって生じやすいのはどれか。
1．腎不全
2．低血圧
3．骨粗鬆症
4．体重減少
5．高カリウム血症

午後78　良性の骨軟部腫瘍はどれか。
1．脊索腫
2．軟骨肉腫
3．血管内皮腫
4．海綿状血管腫
5．多発性骨髄腫

午後79　転移・逆転移で適切なのはどれか。
1．陰性転移の解釈は避ける。
2．転移は逆転移を誘発する。
3．逆転移は治療の阻害因子となる。
4．逆転移は治療者の意識的反応である。
5．心理治療の目標は陽性転移の出現である。

午後80　Erikson による成人中期の心理的発達課題はどれか。
1．勤勉性
2．同一性
3．親密性
4．生殖性
5．自我の統合

午後81　心理検査と評価内容の組合せとして適切なのはどれか。
1．SCT ――――――――― 認知機能
2．WCST ―――――――― 自我状態
3．P-F スタディ ――――― 認知症介護負担度
4．Rorschach テスト ―― 自己効力感
5．内田・クレペリン ―― 性格・行動面の特徴
　　精神テスト

午後82　切断後の幻肢で正しいのはどれか。2つ選べ。
1．幼児の切断では強く現れる。
2．四肢末梢部ほど明確に感じる。
3．いったん出現した幻肢は消失しない。
4．術直後義肢装着法には予防効果がある。
5．上肢切断よりも下肢切断で強く現れる。

午後83　Brown-Séquard 症候群で損傷髄節よりも下位の反対側に現れる症状はどれか。2つ選べ。
1．運動麻痺
2．触覚障害
3．痛覚障害
4．温度覚障害
5．深部覚障害

## 午後84　脊髄損傷で正しいのはどれか。

1. 受傷直後は尿失禁状態となる。
2. 排尿筋括約筋協調不全は生じない。
3. 残尿が 150 mL では導尿は不要である。
4. 核・核下型神経因性膀胱であれば尿道カテーテル長期留置を行う。
5. 核上型神経因性膀胱であればトリガーポイントの叩打による反射性排尿を試みる。

## 午後85　診断において MRI 拡散強調像が最も有用なのはどれか。

1. 頭蓋底骨折
2. 脳室内出血
3. 脳梗塞急性期
4. 脳出血急性期
5. くも膜下出血急性期

## 午後86　肩腱板断裂で陽性となるのはどれか。

1. Adson テスト
2. drop arm テスト
3. Finkelstein テスト
4. Phalen テスト
5. Thomsen テスト

## 午後87　疾患と頻度の多い症候との組合せで正しいのはどれか。

1. Alzheimer 型認知症 —— 羽ばたき振戦
2. Huntington 病 —————— 線維束性収縮
3. 多発性硬化症 —————— 舞踏運動
4. 筋萎縮性側索硬化症 —— 静止時振戦
5. 多系統萎縮症 —————— 起立性低血圧

## 午後88　視神経脊髄炎で正しいのはどれか。

1. 再発と寛解を繰り返す。
2. レム睡眠行動異常を生じる。
3. 免疫不全状態で罹患しやすい。
4. JC ウイルス感染により発症する。
5. 抗コリンエステラーゼ薬で症状が改善する。

## 午後89　筋強直性ジストロフィーで正しいのはどれか。

1. 5 歳までに発症する。
2. 伴性劣性遺伝である。
3. 顔面筋は侵されにくい。
4. ミオトニアがみられる。
5. 認知機能は障害されない。

## 午後90　心室中隔欠損症で正しいのはどれか。

1. チアノーゼを生じる。
2. 動脈管が開存している。
3. 卵円孔の閉鎖不全である。
4. 肺血流量は正常時よりも多くなる。
5. 大動脈から肺動脈に直接血液が流れる。

## 午後91　β遮断薬服用中患者の運動負荷量決定に最も適している指標はどれか。

1. PCI
2. Borg 指数
3. Karvonen 法
4. 安静時心拍数
5. 最大予測心拍数

## 午後92　血友病の臨床症状で最も多いのはどれか。

1. 関節内出血
2. 血小板数減少
3. 出血時間延長
4. 毛細血管拡張
5. リンパ節腫脹

## 午後93　多発性骨髄腫に特徴的ではないのはどれか。

1. 貧　血
2. 腎障害
3. 易感染性
4. 病的骨折
5. 低カルシウム血症

## 午後94　2 型糖尿病患者における運動療法の効果で誤っているのはどれか。

1. インスリン抵抗性の増大
2. 血圧低下
3. 血糖コントロールの改善
4. 脂質代謝の改善
5. 心肺機能の改善

## 午後95　骨粗鬆症の原因で誤っているのはどれか。

1. 安静臥床
2. 胃切除後
3. 糖尿病
4. ビタミン A 欠乏症
5. 副甲状腺機能亢進症

午後96　認知症患者に対して行われるのはどれか。
　　　　２つ選べ。
1．音楽療法
2．内観療法
3．森田療法
4．精神分析療法
5．リアリティオリエンテーション

午後97　統合失調症において予後が良いのはどれ
　　　　か。
1．男　性
2．若年での発症
3．潜行性の発症
4．強い陰性症状の存在
5．明らかな発症誘因の存在

午後98　うつ病の復職支援プログラムの内容とし
　　　　て最も適切なのはどれか。
1．認知の歪みは修正しない。
2．服薬自己管理の練習をする。
3．キャリア再構成の検討は行わない。
4．コミュニケーション能力の改善を図る。
5．配置換えをしないことを前提に職場との連絡
　　調整を行う。

午後99　解離性障害の治療として正しいのはどれ
　　　　か。
1．破壊的行動を許容する。
2．空想の肥大化について指摘しない。
3．有害な刺激を無理に取り除かない。
4．速やかに心的外傷の直面化を図る。
5．病気と治療について明確に説明する。

午後100　てんかんに伴う精神症状として適切でな
　　　　　いのはどれか。
1．粘着性
2．爆発性
3．疾病利得
4．不機嫌状態
5．もうろう状態

# ●●●●●第 56 回 問題●●●●●

午前51　大菱形骨に接するのはどれか。
1．月状骨
2．三角骨
3．舟状骨
4．有鈎骨
5．有頭骨

午前52　橈骨粗面に付着する筋はどれか。
1．肘　筋
2．上腕筋
3．腕橈骨筋
4．上腕二頭筋
5．橈側手根屈筋

午前53　大転子に付着する筋はどれか。2つ選べ。
（3通りの解答を正解として採点する）
1．腸骨筋
2．大殿筋
3．中殿筋
4．梨状筋
5．内閉鎖筋

午前54　健常成人において脊椎に対する脊髄最下
端の位置はどれか。
1．第9〜第10胸椎
2．第11〜第12胸椎
3．第1〜第2腰椎
4．第3〜第4腰椎
5．第5腰椎〜第1仙椎

午前55　頸動脈小体を支配するのはどれか。
1．滑車神経
2．三叉神経
3．顔面神経
4．舌咽神経
5．副神経

午前56　心臓について正しいのはどれか。
1．僧帽弁は三尖弁である。
2．冠静脈洞は右心房に開口する。
3．大動脈弁には腱索が付着する。
4．冠動脈は大動脈弓から分岐する。
5．右冠動脈は前下行枝と回旋枝に分かれる。

午前57　上大静脈と下大静脈とを結ぶ静脈はどれ
か。
1．奇静脈
2．鎖骨下静脈
3．上腸間膜静脈
4．腎静脈
5．脾静脈

午前58　筋と支配神経の組合せで正しいのはどれ
か。2つ選べ。
1．下斜筋 ——— 外転神経
2．下直筋 ——— 視神経
3．上眼瞼挙筋 —— 動眼神経
4．上斜筋 ——— 滑車神経
5．内側直筋 ——— 眼神経

午前59　中耳について正しいのはどれか。
1．キヌタ骨は鼓膜に接している。
2．耳管に分布する動脈は迷路動脈である。
3．アブミ骨筋の支配神経は下顎神経である。
4．キヌタ骨の短脚はアブミ骨と関節を形成する。
5．アブミ骨底は内耳の前庭窓にはまり込んでい
る。

午前60　右下腿後面を図に示す。ヒラメ筋の触知
部位で最も適切なのはどれか。

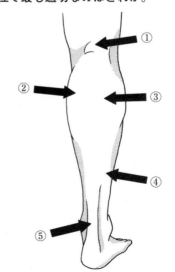

1．①
2．②
3．③
4．④
5．⑤

78

午前61　細胞小器官について誤っているのはどれか。

1．ミトコンドリアは DNA を持つ。
2．リソソームは加水分解酵素を持つ。
3．Golgi 装置はリボソームを形成する。
4．ペルオキシソームは酸化酵素を持つ。
5．粗面小胞体ではタンパク質が合成される。

午前62　骨格筋について正しいのはどれか。

1．活動電位は筋収縮に遅れて発生する。
2．伸張反射の感覚受容器は筋紡錘である。
3．筋に単一刺激を加えると強縮が生じる。
4．神経筋接合部にはアドレナリン受容体が分布する。
5．筋小胞体から放出された $Na^+$ がメロポニンに結合する。

午前63　微小循環について誤っているのはどれか。

1．物質輸送機構は拡散である。
2．メタ細動脈は平滑筋を持つ。
3．毛細血管は内皮細胞を持つ。
4．血流速度は毛細血管の細静脈端で最速になる。
5．細動脈は血管抵抗を決定する主要部位である。

午前64　平衡聴覚器について正しいのはどれか。

1．三半規管は重力に反応する。
2．球形嚢斑に聴覚受容器がある。
3．卵形嚢は角加速度に反応する。
4．三半規管の受容器は膨大部稜にある。
5．三半規管のクプラは耳石膜で覆われている。

午前65　心臓について正しいのはどれか。

1．冠動脈の血流は収縮期に増加する。
2．左心房と左心室は同時に収縮が始まる。
3．心筋は伸張されると収縮力が低下する。
4．心筋の収縮は $H^+$ の細胞内流入により生じる。
5．ノルアドレナリンは心筋収縮力を増加させる。

午前66　膵液について正しいのはどれか。

1．酸性を示す。
2．脂肪分解酵素は含まれない。
3．膵液の主成分はインスリンである。
4．膵液分泌量は 1 日約 300 mL である。
5．セクレチンは膵液の分泌を促進させる。

午前67　蓄尿時に作用する体性運動神経はどれか。

1．陰部神経
2．下殿神経
3．下腹神経
4．骨盤神経
5．閉鎖神経

午前68　副腎皮質ホルモンについて正しいのはどれか。

1．血糖値に影響しない。
2．ストレス時に変動しない。
3．早朝に分泌が最大となる。
4．ペプチドホルモンである。
5．アドレナリンから生合成される。

午前69　エネルギー代謝率の計算式で正しいのはどれか。

1．内的仕事量 ÷ 全仕事量
2．労作代謝量 ÷ 基礎代謝量
3．基礎代謝量 ÷ 基準体表面積
4．労作代謝量 ÷ 安静時代謝量
5．基礎代謝実測量 ÷ 基礎代謝基準値

午前70　筋の作用で正しいのはどれか。（採点除外）

1．内側翼突筋は両側が同時に作用すると下顎骨を前に突き出す。
2．咬筋は片側だけが作用すると下顎骨を同側に移動させる。
3．オトガイ横筋は下唇を突き出し小さなくぼみを作る。
4．大頬骨筋は口角を引き上げる。
5．皺眉筋は眉毛を拳上する。

午前71　嚥下反射時に活動する筋の中で舌骨下降作用があるのはどれか。

1．顎舌骨筋
2．顎二腹筋
3．茎突舌骨筋
4．甲状舌骨筋
5．オトガイ舌骨筋

午前72 関節可動域測定法（日本整形外科学会、日本リハビリテーション医学会基準による）における胸腰部回旋の基本軸で正しいのはどれか。
1．仙骨後面
2．肩峰を通る床への垂直線
3．両側の上後腸骨棘を結ぶ線
4．ヤコビー〈Jacoby〉線の中心に立てた垂直線
5．第7頸椎棘突起と第1仙椎の棘突起を結ぶ線

午前73 上肢の筋と作用の組合せで正しいのはどれか。
1．上腕二頭筋 ――― 肩関節外旋
2．上腕三頭筋 ――― 肩関節内旋
3．腕橈骨筋 ――――― 前腕回内
4．円回内筋 ――――― 肘関節伸展
5．上腕筋 ―――――― 前腕回外

午前74 運動学習におけるパフォーマンスの知識はどれか。
1．フィギュアスケートの得点
2．投球のストライク判定
3．50m平泳ぎのタイム
4．サッカーのゴール数
5．宙返りの空中姿勢

午前75 心電図の房室ブロックの所見で正しいのはどれか。
1．Wenckebach型房室ブロックではPR間隔が不変である。
2．第1度房室ブロックではQRS波は脱落しない。
3．第1度房室ブロックではPR間隔が0.1秒以上になる。
4．第3度房室ブロックではP波が完全に脱落している。
5．MobitzⅡ型房室ブロックではPR間隔が徐々に延長する。

午前76 腱板断裂の範囲の把握に最も有用な検査はどれか。
1．MRI
2．単純CT
3．血管造影
4．単純エックス線
5．骨シンチグラフィー

午前77 機能的イレウスの原因となるのはどれか。
1．大腸癌
2．腸重積
3．長期臥床
4．内ヘルニア
5．腹腔内癒着

午前78 記憶過程の要素として正しいのはどれか。2つ選べ。
1．記　銘
2．計画立案
3．想　起
4．転　換
5．配　分

午前79 イラスト風に描かれた人物のセリフを書き込む形式の心理検査はどれか。
1．SCT
2．P－Fスタディ
3．バウムテスト
4．モーズレイ性格検査〈MPI〉
5．Revised NEO Personality Inventory〈NEO-PI-R〉

午前80 認知療法を発展させたのは誰か。
1．A. Beck
2．S. Freud
3．C. Rogers
4．H. Eysenck
5．H. Sullivan

午前81 老年期における精神保健上の問題として正しいのはどれか。
1．自我同一性の獲得
2．エディプス葛藤
3．空の巣症候群
4．モラトリアム
5．社会的孤立

午前82 Tinel徴候が陽性となるのはどれか。
1．視床症候群
2．手根管症候群
3．Cushing症候群
4．内側縦束症候群
5．Shy - Drager症候群

午前83　第7頸髄後根の障害で生じるのはどれか。
1．下垂手
2．Horner 徴候
3．腕橈骨筋の萎縮
4．上腕三頭筋腱反射の低下
5．上腕二頭筋の線維束性収縮

午前84　切断について正しいのはどれか。
1．上腕切断（短断端）では肩内転拘縮を生じやすい。
2．前腕切断（中断端）では肘伸展拘縮を生じやすい。
3．Chopart 関節離断では足内反変形を生じやすい。
4．Lisfranc 関節離断では足外反変形を生じやすい。
5．大腿切断（標準切断）では股内転拘縮を生じやすい。

午前85　悪性リンパ腫について正しいのはどれか。
1．腫瘤形成は稀である。
2．多発性骨髄腫は T 細胞に由来する。
3．B 細胞性リンパ腫が 15 % を占める。
4．非ホジキンリンパ腫が 5 % を占める。
5．リンパ球を発生母体とする腫瘍である。

午前86　骨折の名称と部位の組合せで正しいのはどれか。2 つ選べ。
1．Cotton 骨折 ―――――― 大腿骨
2．Dupuytren 骨折 ――――― 第 1 中手骨
3．Galeazzi 骨折 ―――――― 橈　骨
4．Jefferson 骨折 ―――――― 環　椎
5．Straddle 骨折 ―――――― 上腕骨

午前87　視床痛について正しいのはどれか。
1．CRPS〈複合性局所疼痛症候群〉type I に分類される。
2．発症頻度は脳卒中患者の 30 % 程度である。
3．脳卒中発症直後に生じる症例が多い。
4．鎮痛剤は無効であることが多い。
5．手部に腫脹を伴う。

午前88　心原性脳塞栓症の原因として誤っているのはどれか。
1．卵円孔開存
2．拡張型心筋症
3．三尖弁狭窄症
4．慢性心房細動
5．感染性心内膜炎

午前89　進行性核上性麻痺について正しいのはどれか。
1．延髄が萎縮する。
2．L – Dopa が著効する。
3．頸部が前屈位となる。
4．垂直方向の眼球運動障害を呈する。
5．MIBG 心筋シンチグラフィーで心／縦隔比が低下する。

午前90　疾患と遺伝形式の組合せで正しいのはどれか。
1．筋強直性ジストロフィー ―― 常染色体優性遺伝
2．脊髄性進行性筋萎縮症 ――― 伴性劣性遺伝
3．Becker 型筋ジストロフィー ― 常染色体劣性遺伝
4．Duchenne 型 ――――――― 常染色体優性
　　筋ジストロフィー　　　　　 遺伝
5．Huntington 病 ――――――― 伴性劣性遺伝

午前91　急性心筋梗塞の発症後の血液検査所見で上昇がみられないのはどれか。
1．クレアチニン
2．トロポニン T
3．ミオグロビン
4．乳酸脱水素酵素（LD）
5．クレアチンキナーゼ（CK）

午前92　遠城寺式乳幼児分析的発達検査（九大小児科改訂版）で 1 歳 6 か月までに獲得されるのはどれか。
1．ボールを前にける。
2．積木を横に二つ以上ならべる。
3．お菓子のつつみ紙をとって食べる。
4．親から離れて遊ぶ。
5．大きい、小さいがわかる。

午前93 COPD について正しいのはどれか。
1. 肺癌を合併することは稀である。
2. 安静時エネルギー消費量が減少している。
3. 増悪時の補助換気療法は非侵襲的陽圧換気〈NPPV〉が用いられる。
4. 呼吸リハビリテーションを行っても抑うつ・不安の改善は得られない。
5. COPD assessment test〈CAT〉は点数が高いほど QOL が高いことを示す。

午前94 介護保険制度について正しいのはどれか。
1. 財源は全て公費で負担される。
2. 都道府県の担当部署に申請する。
3. 利用者は自由に事業者を選定できる。
4. 第二号被保険者の対象年齢は 65 歳以上である。
5. 介護度は介護認定審査会の 1 次判定で決定される。

午前95 de Quervain〈ドケルバン〉病で腱鞘炎を起こすのはどれか。
1. 固有示指伸筋腱
2. 尺側手根伸筋腱
3. 総指伸筋腱
4. 長母指外転筋腱
5. 長母指伸筋腱

午前96 我が国の 65 歳以上の高齢者における軽度認知障害〈MCI〉の有病率として適切なのはどれか。
1. 5 %
2. 15 %
3. 35 %
4. 50 %
5. 70 %

午前97 知的障害がみられうる疾患の中で、皮膚色素沈着（カフェオレ斑）が特徴的なのはどれか。
1. 結節性硬化症
2. 神経線維腫症
3. ネコ鳴き症候群
4. Williams 症候群
5. Prader - Willi 症候群

午前98 曝露反応妨害法が有効なのはどれか。
1. 強迫性障害
2. 身体化障害
3. 神経性過食症
4. 全般性不安障害
5. PTSD〈外傷後ストレス障害〉

午前99 ナルコレプシーに認められない症状はどれか。
1. 睡眠発作
2. 睡眠麻痺
3. 入眠時幻覚
4. けいれん発作
5. 情動脱力発作

午前100 てんかんについて正しいのはどれか。
1. 女性に多い。
2. 単純部分発作は意識障害を伴わない。
3. 高齢になるとてんかんの発症率は低下する。
4. 熱性けいれんの半数以上はてんかんに移行する。
5. 症候性てんかんは特発性てんかんに比べ予後が良い。

午後51 脳底動脈から直接分岐する血管はどれか。2 つ選べ。
1. 前大脳動脈
2. 中大脳動脈
3. 後交通動脈
4. 上小脳動脈
5. 前下小脳動脈

午後52 脳構造について正しいのはどれか。
1. 小脳テントは脳底槽にある。
2. 脳静脈洞は硬膜下腔の中を通る。
3. 大脳鎌は Sylvius 裂内に位置する。
4. くも膜と軟膜の間がくも膜下腔である。
5. 透明中隔は第三脳室と第四脳室の間にある。

午後53 骨について正しいのはどれか。
1. 皮質骨は骨梁から形成される。
2. 幼児期の骨髄は黄色骨髄である。
3. 海綿骨の表面は骨膜で覆われている。
4. 皮質骨には Havers〈ハバース〉管が存在する。
5. 骨は軟骨よりもプロテオグリカンを豊富に含む。

午後 54　腱板を構成する筋はどれか。
1．肩甲下筋
2．三角筋
3．上腕筋
4．僧帽筋
5．大円筋

午後 55　足関節外側面において、外果の前方を走
　　　　行する筋はどれか。
1．後脛骨筋
2．短腓骨筋
3．長腓骨筋
4．第3腓骨筋
5．長母指屈筋

午後 56　体性感覚神経の一次ニューロンの細胞体
　　　　があるのはどれか。
1．延　髄
2．視　床
3．脊髄後角
4．大脳皮質
5．脊髄後根神経節

午後 57　橈骨神経が支配する筋はどれか。2つ選
　　　　べ。
1．肘　筋
2．回外筋
3．背側骨間筋
4．方形回内筋
5．短母指外転筋

午後 58　動脈と脈拍の触知部位との組合せで正し
　　　　いのはどれか。
1．総頸動脈 ――――― 胸鎖乳突筋の前縁
2．上腕動脈 ――――― 上腕二頭筋腱の外側縁
3．橈骨動脈 ――――― 前腕掌側面の内側近位部
4．大腿動脈 ――――― 鼠径部の腸腰筋の外側
5．足背動脈 ――――― 外果の後方

午後 59　尿路について正しいのはどれか。（採点除
　　　　外）
1．膀胱の粘膜は扁平上皮である。
2．内尿道括約筋は横紋筋からなる。
3．尿管内部には逆流防止弁がある。
4．成人の膀胱の最大容量は約 1,200 mL である。
5．成人の初発尿意は膀胱容量 300 ～ 350mL で
　　生じる。

午後 60　DNA に含まれないのはどれか。
1．アデニン
2．ウラシル
3．グアニン
4．シトシン
5．チミン

午後 61　三叉神経が関与するのはどれか。
1．咽頭反射
2．角膜反射
3．咳反射
4．前庭眼反射
5．対光反射

午後 62　交感神経および副交感神経の両方の刺激で
　　　　促進されるのはどれか。
1．発　汗
2．心　拍
3．胃の蠕動
4．唾液腺分泌
5．立毛筋収縮

午後 63　伸張反射について誤っているのはどれか。
1．筋紡錘が筋の長さを検知する。
2．痙縮では伸張反射が低下する。
3．伸張反射は単シナプス反射である。
4．Ia 群神経線維は $\alpha$ 運動神経に結合する。
5．錘外線維が伸ばされると錘内線維は活動を増
　　す。

午後 64　心筋について正しいのはどれか。
1．平滑筋である。
2．単収縮は生じない。
3．ギャップ結合はみられない。
4．静止張力は骨格筋よりも大きい。
5．活動電位持続時間は約 5 msec である。

午後65 排便機構について正しいのはどれか。
1．骨盤神経は便意に関与する。
2．内肛門括約筋の弛緩は随意的に起こる。
3．排便反射は仙髄から抑制を受けている。
4．大腸の蠕動運動は縦走筋によって生じる。
5．外肛門括約筋は下腹神経の作用で弛緩する。

午後66 体温について正しいのはどれか。2つ選べ。
1．高齢者は小児よりも高い。
2．直腸温は腋窩温よりも低い。
3．体温調節中枢は小脳にある。
4．午前よりも午後にかけて高くなる。
5．基礎体温は早朝覚醒安静時の体温である。

午後67 卵巣について正しいのはどれか。（複数の選択肢を正解として採点する）
1．重量は成人で約50gである。
2．実質は皮質と髄質に分けられる。
3．卵胞が成熟すると卵巣腔をもつ。
4．原始卵胞は新生児期に約1万個存在する。
5．排卵後の黄体からエストロゲンが産生される。

午後68 水溶性ホルモンはどれか。2つ選べ。
1．エストロゲン
2．グルカゴン
3．コルチゾール
4．サイロキシン
5．バゾプレッシン

午後69 身体活動エネルギー代謝で誤っているのはどれか。
1．20分以上の有酸素運動では脂質より糖質が利用される。
2．筋収縮エネルギーとしてATPが利用される。
3．無酸素性閾値は心肺負荷試験で算出できる。
4．最大酸素摂取量は運動持久力を反映する。
5．グリコーゲンの解糖により乳酸を生じる。

午後70 肩関節外転150°の時の肩甲上腕関節外転角度で正しいのはどれか。
1．40°
2．60°
3．80°
4．100°
5．120°

午後71 右下腿の外側面を図に示す。矢印の筋の作用で正しいのはどれか。2つ選べ。

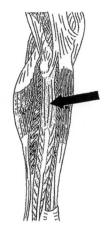

1．足の底屈
2．足の背屈
3．足の内がえし
4．足の外がえし
5．第2～5指の伸展

午後72 筋と股関節への作用との組合せで正しいのはどれか。2つ選べ。
1．腸腰筋 ――――― 外 旋
2．小殿筋 ――――― 内 転
3．梨状筋 ――――― 外 転
4．大腿方形筋 ――― 屈 曲
5．恥骨筋 ――――― 伸 展

午後73 脊椎の回旋運動について正しいのはどれか。
1．上位頸椎に比べ下位頸椎で可動域が大きい。
2．腰椎に比べ胸椎で可動域が小さい。
3．胸鎖乳突筋は同側回旋に働く。
4．頭板状筋は同側回旋に働く。
5．中斜角筋は対側回旋に働く。

午後74 腕神経叢後神経束の障害で筋力低下が生じるのはどれか。2つ選べ。
1．上腕二頭筋
2．上腕三頭筋
3．大胸筋
4．前鋸筋
5．三角筋

午後75　がんとその原因となる病原体との組合せ
　　　　で正しいのはどれか。2つ選べ。
　　1．膀胱癌 ――――― ヘリコバクター・ピロリ菌
　　2．肝細胞癌 ――――― B型肝炎ウイルス
　　3．子宮頸癌 ――――― ヒトパピローマウイルス
　　4．成人T細胞白血病 ― Epstein Barr ウイルス
　　5．慢性骨髄性白血病 ― HTLV-I

午後76　急性炎症と比較した場合の慢性炎症の特
　　　　徴はどれか。
　　1．局所の浮腫
　　2．白血球の集積
　　3．フィブリン析出
　　4．毛細血管の退縮
　　5．血管透過性の亢進

午後77　痙縮の治療に用いられるボツリヌス毒素
　　　　の作用部位はどれか。
　　1．筋小胞体
　　2．脊髄前角
　　3．脊髄前根
　　4．運動神経終末
　　5．脊髄後根神経筋

午後78　抗コリン薬の作用で生じにくいのはどれか。
　　1．尿　閉
　　2．便　秘
　　3．流　涎
　　4．せん妄
　　5．めまい

午後79　障害受容に至る5つ過程において、一般
　　　　的に2番目に現れるのはどれか。
　　1．混乱期
　　2．受容期
　　3．否認期
　　4．ショック期
　　5．解決への努力期

午後80　防衛機制として誤っているのはどれか。
　　1．転　移
　　2．抑　圧
　　3．合理化
　　4．反動形成
　　5．スプリッティング

午後81　オペラント条件付けが用いられる認知行
　　　　動療法の技法はどれか。
　　1．系統的脱感作法
　　2．漸進的筋弛緩法
　　3．暴露反応妨害法
　　4．フラッディング法
　　5．トークンエコノミー法

午後82　左小脳半球梗塞で生じやすい症状はどれ
　　　　か。
　　1．右半身感覚障害
　　2．右上下肢失調症
　　3．左片麻痺
　　4．聴覚障害
　　5．構音障害

午後83　ASIA の評価法における脊髄の髄節とその
　　　　感覚支配領域検査ポイントの組合せで正しい
　　　　のはどれか。
　　1．C5 ――――― 鎖骨上窩
　　2．T4 ――――― 乳　頭
　　3．T12 ――――― 臍
　　4．L3 ――――― 鼠径靱帯
　　5．S4 ――――― 膝　窩

午後84　筋量減少が診断基準に含まれるのはどれ
　　　　か。
　　1．フレイル
　　2．サルコペニア
　　3．ポストポリオ症候群
　　4．メタボリックシンドローム
　　5．ロコモティブシンドローム

午後85　中脳が中枢となるのはどれか。
　　1．Moro 反射
　　2．Galant 反射
　　3．Landau 反射
　　4．陽性支持反射
　　5．非対称性緊張性頸反射

午後86　一次性の変形性関節症にみられるのはどれか。2つ選べ。
1．ボタン穴変形
2．Charcot 関節
3．Bouchard 結節
4．Heberden 結節
5．スワンネック変形

午後87　炎症と原因の組合せで誤っているのはどれか。
1．外　傷　————　物理的原因
2．日　光　————　物理的原因
3．寄生虫　————　生物学的原因
4．放射線　————　化学的原因
5．アルカリ　————　化学的原因

午後88　ヒト免疫不全ウイルス〈HIV〉感染で生じにくいのはどれか。
1．末梢神経障害
2．無菌性髄膜炎
3．Creutzfeldt – Jakob 病
4．ニューモシスチス肺炎
5．進行性多巣性白質脳症〈PML〉

午後89　多発性硬化症について正しいのはどれか。
1．女性に多い。
2．高体温で症状が改善する。
3．低緯度地域で有病率が高い。
4．Phalen テストが陽性となる。
5．免疫不全状態で発症しやすい。

午後90　頭部 CT を示す。出血部位はどれか。
1．後頭葉皮質下
2．頭頂葉皮質下
3．尾状核
4．被　殻
5．視　床

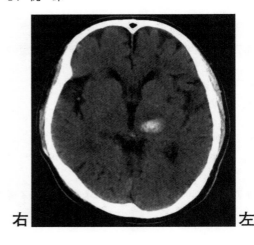

右　　　　　　　　　　　　　　左

午後91　特発性肺線維症について正しいのはどれか。
1．特発性間質性肺炎の中で予後が最もよい。
2．胸部で捻髪音を聴取することが多い。
3．湿性咳嗽が主症状である。
4．閉塞性換気障害を示す。
5．急性憎悪は稀である。

午後92　狭心症について正しいのはどれか。
1．強い胸痛が30分以上継続する。
2．心エコーでは発作時にも異常は認めない。
3．不安定狭心症は心筋梗塞には移行しない。
4．負荷心電図における ST 上昇が特徴的である。
5．薬物療法としてニトログリセリンが用いられる。

午後93　移植片対宿主病〈graft versus host disease：GVHD〉について正しいのはどれか。
1．腸管に好発する。
2．予後良好である。
3．自己遊離皮弁術後に生じる。
4．好中球による免疫反応である。
5．血液型が一致すれば発症は防止できる。

午後94　人工透析患者の死亡原因として最も多いのはどれか。
1．肺　炎
2．心不全
3．脳出血
4．悪性腫瘍
5．慢性肝炎

午後95　理学療法士法及び作業療法士法で正しいのはどれか。2つ選べ。
1．昭和45年に制定された。
2．免許は都道府県知事から交付される。
3．免許証返納後に守秘義務は解除される。
4．免許の取り消し理由に大麻中毒がある。
5．理学療法士、作業療法士は名称独占である。

午後96　男性に多いのはどれか。2つ選べ。
1．依存性パーソナリティ障害
2．演技性パーソナリティ障害
3．境界性パーソナリティ障害
4．強迫性パーソナリティ障害
5．反社会性パーソナリティ障害

午後97　てんかん患者が複雑部分発作を起こして部屋を歩き回った際の対応として正しいのはどれか。
1．体をゆする。
2．大声をかける。
3．一緒に移動する。
4．割り箸を嚙ませる。
5．室内に一人きりにする。

午後98　疾患と症状の組合せで正しいのはどれか。
1．Alzheimer型認知症 ── パーキンソニズム
2．血管性認知症 ──────── 情動失禁
3．進行性核上性麻痺 ─── 他人の手徴候
4．大脳皮質基底核変性症 ─ 幻　視
5．Lewy小体型認知症 ── アテトーゼ

午後99　アルコール依存症患者の断酒継続に有効とされるのはどれか。
1．催眠療法
2．集団療法
3．自律訓練法
4．来談者中心療法
5．修正型電気けいれん療法

午後100　うつ病について正しいのはどれか。
1．脱感作法を行う。
2．心理教育は行わない。
3．躁病相がないか確認する。
4．修正型電気けいれん療法は無効である。
5．薬物療法の第一選択はベンゾジアゼピン系薬物である。

●●●●●第57回 問題●●●●●

午前51　関節円板を有する関節はどれか。2つ選べ。（3通りの解答を正解として採点する）
1．遠位橈尺関節
2．肩関節
3．胸鎖関節
4．橈骨手根関節
5．腕尺関節

午前52　膝関節半月板について正しいのはどれか。
1．内縁は外縁より厚い。
2．外縁は外側側副靱帯に付着する。
3．外縁は血行により栄養されている。
4．内側半月板の形状はO字状である。
5．プロテオグリカン量は関節軟骨より多い。

午前53　深部反射と反射中枢の組合せで誤っているのはどれか。
1．上腕二頭筋反射 ——— C5・6
2．上腕三頭筋反射 ——— C7・8
3．腕橈骨筋反射 ——— C8・Th1
4．膝蓋腱反射 ——— L2〜4
5．アキレス腱反射 ——— S1・2

午前54　自律神経作用と支配する節前ニューロンの起始レベルとの組合せで正しいのはどれか。
1．細気管支の収縮 ——— 頸　髄
2．顔面の汗腺の発汗 ——— 延　髄
3．消化管蠕動の亢進 ——— 腰　髄
4．瞳孔散大筋の収縮 ——— 胸　髄
5．内尿道括約筋の収縮 ——— 仙　髄

午前55　反回神経支配でないのはどれか。
1．横披裂筋
2．甲状披裂筋
3．輪状甲状筋
4．後輪状披裂筋
5．披裂喉頭蓋筋

午前56　心臓について正しいのはどれか。2つ選べ。
1．右房室弁は三尖弁である。
2．冠静脈洞は左心房に開口する。
3．大動脈弁には腱索が付着する。
4．Valsalva洞は肺動脈の起始部に位置する。
5．左冠動脈は心室中隔前方2/3に血液を送る。

午前57　胃の解剖について正しいのはどれか。2つ選べ。
1．胃体部に胃底腺がある。
2．食道と胃の境に噴門が位置する。
3．角切痕から近位部が幽門前庭である。
4．胃酸を分泌する腺は胃底部に多くみられる。
5．大弯は肝胃間膜によって肝臓と結合している。

午前58　副腎髄質から分泌されるホルモンはどれか。
1．レニン
2．アンドロゲン
3．コルチゾール
4．アルドステロン
5．ノルアドレナリン

午前59　光が角膜から網膜に達する経路で正しいのはどれか。
1．硝子体 —— 前眼房 — 瞳　孔 —— 水晶体
2．水晶体 —— 瞳　孔 — 前眼房 —— 硝子体
3．前眼房 —— 瞳　孔 — 硝子体 —— 水晶体
4．前眼房 —— 瞳　孔 — 水晶体 —— 硝子体
5．瞳　孔 —— 前眼房 — 水晶体 —— 硝子体

午前60　右手背部の写真を示す。矢印が示す腱はどれか。
1．短母指伸筋腱
2．長母指伸筋腱
3．母指内転筋腱
4．短母指外転筋腱
5．長母指外転筋腱

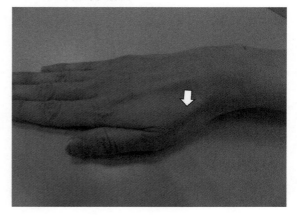

午前61　骨格筋の収縮について誤っているのはどれか。

1．筋小胞体は $Ca^{2+}$ を貯蔵している。
2．活動電位は筋収縮に先行して発生する。
3．神経筋接合部にはニコチン受容体が分布する。
4．支配神経に単一の刺激を加えると強縮が起こる。
5．単収縮が連続して起こると階段現象がみられる。

午前62　シナプス前膜の脱分極に続いて軸索終末に流入するのはどれか。

1．カルシウムイオン
2．ガンマアミノ酪酸
3．グルタミン酸
4．ナトリウムイオン
5．リン酸イオン

午前63　Type Ⅱと比べて Type Ⅰの筋線維の特徴で正しいのはどれか。

1．易疲労性がある。
2．解糖系酵素活性が低い。
3．収縮速度が速い。
4．ミオグロビンが少ない。
5．ミトコンドリアが少ない。

午前64　心音または心電図波形と心周期における現象との組合せで正しいのはどれか。

1．心音のⅠ音 ――― 僧帽弁の閉鎖
2．心音のⅡ音 ――― 大動脈弁の開放
3．心電図のP波 ―― His 束の伝導
4．心電図のQRS波 ― 洞房結節の伝導
5．心電図のT波 ――― 心室筋の脱分極

午前65　抗体を産生するのはどれ。

1．赤血球
2．好中球
3．好酸球
4．リンパ球
5．血小板

午前66　脂質の消化吸収について正しいのはどれか。

1．胆汁は胆囊で生成される。
2．胆汁酸はコレステロールから生合成される。
3．トリプシンがトリグリセリドを分解する。
4．Oddi 括約筋の弛緩により胆汁が空腸へ放出される。
5．ミセル内の脂質消化物は輸送蛋白により小腸上皮細胞内へ取り込まれる。

午前67　排便機構で正しいのはどれか。

1．排便中枢は第5腰髄にある。
2．S状結腸に糞便が到達すると便意を感じる。
3．直腸壁からの求心路は陰部神経を経由する。
4．骨盤神経の刺激で内肛門括約筋抑制が起こる。
5．大腸内容物を肛門側に輸送するのは分節運動である。

午前68　月経について誤っているのはどれか。

1．分泌期は14日間である。
2．月経期は基礎体温が高温相になる。
3．月経期は子宮内膜の機能層が剝離する。
4．子宮内膜の増殖は卵胞ホルモンの作用による。
5．増殖期には子宮内膜の厚さは約5mmとなる。

午前69　エネルギー代謝で誤っているのはどれか。

1．安静時代謝量は基礎代謝量より小さい。
2．基礎代謝量はホルモンの影響を受ける。
3．安静時代謝量は体重減少により低下する。
4．呼吸商は脂肪の燃焼が多くなると低下する。
5．代謝当量1単位は酸素 3.5mL/kg/ 分の摂取量を基準としている。

午前70 右下肢の運動の様子を図に示す。関与する主な筋はどれか。

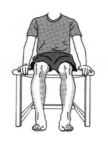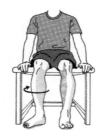

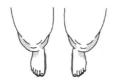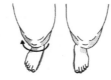

1．膝窩筋
2．大腿二頭筋
3．薄　筋
4．半腱様筋
5．縫工筋

午前71　手関節橈屈に作用する筋はどれか。（複数の選択肢を正解として採点する）
1．長掌筋
2．短母指屈筋
3．長母指屈筋
4．短母指外転筋
5．長母指外転筋

午前72　膝関節屈曲運動の制限に関与するのはどれか。
1．斜膝窩靱帯の緊張
2．前十字靱帯の緊張
3．大腿後面と下腿後面の接触
4．大腿骨の転がり運動の出現
5．内側側副靱帯の緊張

午前73　遠心性収縮が生じるのはどれか。2つ選べ。
1．頭上に手を挙げるときの三角筋前部線維
2．懸垂で体を下ろすときの上腕二頭筋
3．腕立て伏せで肘を伸ばすときの上腕三頭筋
4．椅子から立ち上がるときの大腿四頭筋
5．しゃがみ込むときのヒラメ筋

午前74　10m歩行において歩幅45cm、歩行率80歩/分を示す。このときの歩行速度（m/秒）はどれか。
1．0.4 m/秒
2．0.5 m/秒
3．0.6 m/秒
4．0.7 m/秒
5．0.8 m/秒

午前75　前癌病変になる進行性病変はどれか。
1．萎　縮
2．肥　大
3．変　性
4．異形成
5．アポトーシス

午前76　脳波検査について誤っているのはどれか。
1．開眼すると $\alpha$ 波が抑制される。
2．周波数は $\alpha$ 波より $\beta$ 波の方が大きい。
3．ノンレム睡眠では高振幅徐波が出現する。
4．小児では成人に比べて背景活動の周波数が低い。
5．成人の安静覚醒閉眼時の背景活動は $\theta$ 帯域である。

午前77　非ステロイド性抗炎症薬の副作用として正しいのはどれか。
1．胃潰瘍
2．多幸感
3．低血糖
4．骨粗鬆症
5．中心性肥満

午前78　記憶と関係部位の組合せで正しいのはどれか。
1．長期記憶 ——————— 視　床
2．手続き記憶 ——————— 扁桃体
3．プライミング ——————— 小　脳
4．エピソード記憶 ——————— 松果体
5．ワーキングメモリー ——— 前頭葉

午前79　成人期中期に発症しやすいのはどれか。
1．うつ病
2．統合失調症
3．血管性認知症
4．社交不安障害
5．神経性無食欲症

午前80　リエゾン精神医学における医療スタッフのベッドサイドマナーとして適切でないのはどれか。
1．笑顔で接する。
2．座って対応する。
3．心配なことを聞く。
4．抽象的な情報を与える。
5．患者が誇りに思うことを称賛する。

午前81　質問紙法によって行われるのはどれか。2つ選べ。
1．MMPI
2．WCST
3．YG性格検査
4．バウムテスト
5．Rorschachテスト

午前82　ASIAの評価法における脊髄髄節とそのkey muscleとの組合せで正しいのはどれか。
1．C5 ——— 肘関節屈筋群
2．C6 ——— 肘関節伸筋群
3．C7 ——— 小指外転筋
4．L2 ——— 膝関節伸筋群
5．L3 ——— 足関節背屈筋群

午前83　フレイルの指標とサルコペニアの評価で共通する項目はどれか。2つ選べ。
1．握力低下
2．体重減少
3．歩行速度低下
4．主観的疲労感増大
5．日常生活活動減少

午前84　前骨間神経麻痺と後骨間神経麻痺に共通するのはどれか。
1．感覚は正常である。
2．尺骨神経の分枝である。
3．肘部管のTinel徴候が陽性である。
4．中・環・小指の伸展動作が困難である。
5．母指と示指のつまみ動作が困難である。

午前85　言語発達で正しいのはどれか。（複数の選択肢を正解として採点する）
1．喃語は6か月ころからみられる。
2．有意味語の発語は8か月ころからみられる。
3．言語的意味理解は10か月ころからみられる。
4．2語文の発話は1歳ころにみられる。
5．言語獲得の臨界期は3歳ころである。

午前86　FIMについて正しいのはどれか。2つ選べ。
1．見当識を評価する。
2．社会的交流を評価する。
3．見守りが必要な場合は4点と判定する。
4．更衣は上半身と下半身を分けて評価する。
5．杖を使用して歩行が自立すれば完全自立と判定する。

午前87　アキレス腱断裂について正しいのはどれか。
1．つま先立ちは可能である。
2．受傷好発年齢は10歳代である。
3．高齢者では日常活動での受傷が多い。
4．術直後から患側の足関節可動域訓練を行う。
5．ステロイド注射はアキレス腱断裂を予防する。

午前88　骨形成不全症で正しいのはどれか。
1．遺伝性疾患ではない。
2．聴覚障害を合併する。
3．四肢・体幹の変形は少ない。
4．骨折の頻度は小児期より思春期で高い。
5．出生1,000人あたり1～2人の割合である。

午前89 原発性骨粗鬆症について正しいのはどれか。2つ選べ。
1. 男性に多い。
2. 海綿骨の減少を伴う。
3. 喫煙は危険因子である。
4. 低カルシウム血症を伴う。
5. 骨折好発部位は尺骨である。

午前90 脳梗塞の発生部位と出現する症状の組合せで正しいのはどれか。
1. Broca 領域 ── 遂行機能障害
2. 右小脳半球 ── 左上下肢の運動失調
3. 右内包後脚 ── 左上下肢の運動麻痺
4. 左前頭葉 ─── 左半側空間無視
5. 左放線冠 ─── 感覚性失語

午前91 筋電図検査について正しいのはどれか。
1. 針筋電図の神経原性変化では低振幅・短持続電位波形が出現する。
2. 軸索変性がある場合、活動電位の振幅は低下しない。
3. 脱髄病変では神経伝導速度が低下する。
4. 感覚神経の伝導速度は測定できない。
5. 筋疾患では神経伝導速度が低下する。

午前92 食道癌について正しいのはどれか。
1. 女性に多い。
2. 腺癌が90％を占める。
3. リンパ行性転移は稀である。
4. 飲酒・喫煙は発症に関与する。
5. 中部食道よりも下部食道の発症率が高い。

午前93 感染性心内膜炎が原因で生じやすいのはどれか。
1. 脳塞栓症
2. 心嚢液貯留
3. 下肢静脈血栓
4. 僧帽弁狭窄症
5. 循環血漿量減少性ショック

午前94 心房細動に対する治療として誤っているのはどれか。
1. β遮断薬
2. 抗凝固薬
3. 電気的除細動
4. アブレーション
5. ニトログリセリン

午前95 がんについて正しいのはどれか。
1. 環境は発生要因である。
2. 緩和ケアは術後に開始する。
3. 年齢調整死亡率は上昇している。
4. 一つのがん抑制遺伝子により発症する。
5. 我が国のがん死亡数は胃癌が最も多い。

午前96 てんかん発作で意識障害を伴わないのはどれか。
1. 間代発作
2. 強直発作
3. 欠神発作
4. Jackson 発作
5. 非定型欠神発作

午前97 後頭葉の血流量低下が特徴的なのはどれか。
1. HIV 認知症
2. 血管性認知症
3. 前頭側頭型認知症
4. Lewy 小体型認知症
5. Alzheimer 型認知症

午前98 睡眠・覚醒のパターンを記録する睡眠日誌（睡眠表）の記載が最も有用なのはどれか。
1. 原発性不眠症
2. ナルコレプシー
3. 睡眠相後退症候群
4. レム睡眠行動障害
5. 閉塞性睡眠時無呼吸障害

午前99 疾患と治療の組合せで正しいのはどれか。
1. PTSD ──────── 電気けいれん療法
2. 心気障害 ─────── 持続エクスポージャー法
3. 解離性健忘 ────── 自律訓練法
4. 強迫性障害 ────── 暴露反応妨害法
5. 身体化障害 ────── 系統的脱感作法

午前100　ベンゾジアゼピン系睡眠薬の副作用はどれか。（複数の選択肢を正解として採点する）
1．下　痢
2．運動失調
3．アカシジア
4．逆行性健忘
5．Parkinson 症候群

午後51　運動軸が2つの関節はどれか。
1．環軸関節
2．距腿関節
3．肩鎖関節
4．橈骨手根関節
5．腕尺関節

午後52　筋滑車がみられる筋はどれか。2つ選べ。
1．烏口腕筋
2．顎二腹筋
3．示指伸筋
4．小胸筋
5．上斜筋

午後53　神経核が橋に位置するのはどれか。
1．副神経
2．滑車神経
3．顔面神経
4．舌咽神経
5．舌下神経

午後54　運動神経線維のみの脳神経はどれか。2つ選べ。
1．滑車神経
2．三叉神経
3．顔面神経
4．舌咽神経
5．舌下神経

午後55　脊髄について正しいのはどれか。
1．体性感覚神経の一次ニューロンの細胞体は後根神経節に存在する。
2．白質はその大部分を神経細胞の細胞体が占める。
3．運動神経細胞は後角にある。
4．深部感覚は前索を上行する。
5．温痛覚は後索を上行する。

午後56　一側のみにある動脈はどれか。
1．腋窩動脈
2．鎖骨下動脈
3．総頸動脈
4．内頸動脈
5．腕頭動脈

午後57　腎臓について正しいのはどれか。
1．腎錐体は皮質にある。
2．一側の重さは約300gである。
3．エリスロポエチンを分泌する。
4．左腎は右腎より約1.5cm下位にある。
5．安静時の腎血流は心臓から拍出される血液の約5％である。

午後58　胸部の解剖について正しいのはどれか。
1．縦隔後面は心臓である。
2．肺栄養血管は肺動脈である。
3．区域気管支は左右5本ずつある。
4．胸骨柄と第3肋骨は関節を形成する。
5．臓側胸膜と壁側胸膜は連続している。

午後59　右足部の内側面を図に示す。矢印の骨に付着する筋はどれか。

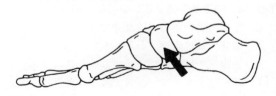

1．後脛骨筋
2．第三腓骨筋
3．短腓骨筋
4．短母指伸筋
5．虫様筋

午後60　細胞小器官のうちATPを合成するのはどれか。
1．小胞体
2．中心小体
3．ゴルジ装置
4．リソゾーム
5．ミトコンドリア

午後61 遺伝情報伝達について正しいのはどれか。
1. 染色体の DNA は三重鎖らせん構造をしている。
2. DNA から tRNA へ塩基配列が転写される。
3. リボソーム RNA はスプライシングを受ける。
4. mRNA の 3 つの塩基の組合せがアミノ酸を決定する。
5. ゲノム上のイントロンの遺伝情報が蛋白へ翻訳される。

午後62 深部腱反射について正しいのはどれか。
1. 感覚入力は Ⅲ 群求心性線維を介する。
2. 運動出力は $a$ 運動神経を介する。
3. 錘外筋線維が受容器となる。
4. 反射閾値は一定である。
5. 高齢者では亢進する。

午後63 自律神経の二重支配を受けるのはどれか。
1. 汗　腺
2. 膵　臓
3. 脾　臓
4. 立毛筋
5. 副腎髄質

午後64 酸塩基平衡で正しいのはどれか。
1. 正常の動脈血のpH は6.4 である。
2. 嘔吐では代謝性アシドーシスになる。
3. 過換気では呼吸性アルカローシスになる。
4. 呼吸性アルカローシスでは尿は酸性になる。
5. 代謝性アルカローシスではKussmaul 呼吸がみられる。

午後65 唾液分泌について正しいのはどれか。
1. 1 日の分泌量は約 100 mL である。
2. 分泌速度が増すと pH は低下する。
3. 加齢により分泌量は増加する。
4. 唾液分泌中枢は中脳にある。
5. 糖質を分解する。

午後66 近位尿細管に分泌されるのはどれか。
1. $H^+$
2. $K^+$
3. $Na^+$
4. $Ca^{2+}$
5. $HCO_3^-$（重炭酸イオン）

午後67 下垂体前葉から分泌されるホルモンはどれか。
1. メラトニン
2. オキシトシン
3. バソプレシン
4. プロラクチン
5. テストステロン

午後68 体温について正しいのはどれか。2 つ選べ。（採点除外）
1. 体温調節中枢は延髄にある。
2. 末梢血管収縮で熱放散が低下する。
3. ヒトの核心温度は体表で測定できる。
4. 甲状腺ホルモンは熱生産を低下させる。
5. 乳幼児は成人より体温調節機能が高い。

午後69 強制吸気時に働くのはどれか。2 つ選べ。
1. 横隔膜
2. 腹直筋
3. 肋下筋
4. 外肋間筋
5. 内腹斜筋

午後70 筋と作用の組合せで正しいのはどれか。2 つ選べ。
1. 頬　筋 ———— 頬をふくらませる。
2. 咬　筋 ———— 下顎を引き下げる。
3. 前頭筋 ———— 眉を持ち上げる。
4. 側頭筋 ———— 下顎を持ち上げる。
5. 内側翼突筋 ——— 唇をすぼめる。

午後71 肩甲骨の上方回旋に作用する筋はどれか。
1. 広背筋
2. 前鋸筋
3. 菱形筋
4. 肩甲下筋
5. 肩甲挙筋

午後72 膝関節屈曲と足関節底屈の両方に作用する筋はどれか。2 つ選べ。
1. 足の長指屈筋
2. 後脛骨筋
3. 膝窩筋
4. 足底筋
5. 腓腹筋

午後73　関節可動域測定法（日本整形外科学会、日本リハビリテーション医学会基準による）の運動方向と移動軸の組合せで正しいのはどれか。
1．股屈曲 ——— 下腿中央線
2．股内旋 ——— 大腿骨
3．股外転 ——— 大腿中央線
4．膝屈曲 ——— 脛　骨
5．足底屈 ——— 第1中足骨

午後74　正常歩行について正しいのはどれか。
1．足関節は1歩行周期に背屈と底屈とが2回生じる。
2．股関節は1歩行周期に伸展と屈曲とが2回生じる。
3．膝関節は1歩行周期に伸展と屈曲とが1回生じる。
4．一側下肢の立脚相と遊脚相の割合は7：3である。
5．高齢者では歩行比が大きくなる。

午後75　組織の再生能力が最も高いのはどれか。
1．角　膜
2．骨　髄
3．心　筋
4．神　経
5．横紋筋

午後76　骨転移を最も生じやすいのはどれか。
1．胃　癌
2．肝臓癌
3．前立腺癌
4．大腸癌
5．膀胱癌

午後77　呼吸機能検査について正しいのはどれか。
1．呼吸筋力の低下で肺活量は低下する。
2．気道抵抗が増加すると1秒率は上昇する。
3．肺拡散能の低下では最大呼気流量は低下する。
4．肺コンプライアンスが低下すると機能的残気量は増加する。
5．換気血流比不均等では肺胞気−動脈血酸素分圧較差が低下する。

午後78　下肢の深部静脈血栓症により塞栓をきたすことが最も多い臓器はどれか。
1．脳
2．肺
3．肝　臓
4．心　臓
5．腎　臓

午後79　欲求を満たせないときに、正反対の欲求を発展させ心的平衡を保とうとする防衛機制はどれ。
1．置き換え
2．合理化
3．反動形成
4．否　認
5．抑　圧

午後80　自己暗示により催眠状態を作り出し心身をリラックスさせる方法はどれか。
1．コラム法
2．自律訓練法
3．自由連想法
4．漸進的筋弛緩法
5．マインドフルネス

午後81　障害受容に至る5つの過程において3番目に現れるのはどれか。
1．解決への努力期
2．ショック期
3．混乱期
4．受容期
5．否認期

午後82　リハビリテーション室で訓練中に意識を失った患者への対応としてまず行うのはどれか。
1．主治医に報告する。
2．ベッドに移動させる。
3．心臓マッサージを行う。
4．バイタルサインを確認する。
5．自動体外式除細動器〈AED〉を準備する。

午後83 脊髄損傷の自律神経過反射でみられるの
　　　はどれか。2つ選べ。
　1．発　汗
　2．頻　脈
　3．高血圧
　4．低血糖
　5．四肢の疼痛

午後84 多発性筋炎にみられる所見はどれか。
　1．蝶形紅斑
　2．深部腱反射亢進
　3．手袋靴下型感覚障害
　4．筋電図での高振幅電位波形
　5．血清クレアチンキナーゼ上昇

午後85 発達評価はどれか。
　1．DDST Ⅱ
　2．K－ABC Ⅱ
　3．WAIS－Ⅲ
　4．WISC－Ⅲ
　5．WPPISI－Ⅲ〈Wechsler Preschool and Primary
　　　Scale of Intelligence－Ⅲ〉

午後86 高齢者の大腿骨近位部骨折について正し
　　　いのはどれか。
　1．男性に多い。
　2．骨転位は稀である。
　3．骨頭壊死は生じない。
　4．認知症は危険因子である。
　5．発生原因は交通事故が最も多い。

午後87 腰部脊柱管狭窄症で正しいのはどれか。
　1．先天発症が多い。
　2．内反尖足を生じる。
　3．間欠性跛行を生じる。
　4．腰椎前屈で症状が増強する。
　5．下肢の深部腱反射は亢進する。

午後88 二分脊椎で正しいのはどれか。
　1．髄膜瘤は神経障害を伴う。
　2．脊髄係留症候群の好発年齢は2～3歳である。
　3．脊髄係留症候群は上肢の感覚障害を伴う。
　4．脊髄髄膜瘤ではChiari奇形の合併は稀である。
　5．脊髄髄膜瘤では水頭症を合併する。

午後89 痛みとして灼熱感を生じるのはどれか。
　1．Lhermitte 徴候
　2．Morley テスト
　3．緊張型頭痛
　4．Tinel 徴候
　5．視床痛

午後90 悪性腫瘍はどれか。
　1．下垂体腺腫
　2．頭蓋咽頭腫
　3．神経鞘腫
　4．膠芽腫
　5．髄膜腫

午後91 原発性自然気胸について正しいのはどれ
　　　か。
　1．男性に多い。
　2．肥満者に多い。
　3．再発は稀である。
　4．低身長者に多い。
　5．60歳以上に多い。

午後92 糖尿病性腎症で正しいのはどれか。2つ
　　　選べ。
　1．血尿が特徴的である。
　2．糸球体の硬化が起こる。
　3．低血糖発作が原因となる。
　4．糖尿病の初期からみられる。
　5．透析導入の原因疾患として最も多い。

午後93 多発性骨髄腫にみられるのはどれか。
　1．肝障害
　2．病的骨折
　3．赤血球増多
　4．血清総蛋白量減少
　5．低カルシウム血症

午後94 症候と内分泌異常の組合せで正しいのは
　　　どれか。
　1．先端巨大症 ―――― 下垂体前葉ホルモン欠損
　2．中心性肥満 ―――― 副腎皮質機能低下
　3．テタニー ――――― 副甲状腺機能低下
　4．尿崩症 ―――――― 抗利尿ホルモン分泌亢進
　5．頻　脈 ―――――― 甲状腺機能低下

午後95　介護保険法に規定される特定疾病はどれか。2つ選べ。
1．間質性肺炎
2．拡張型心筋症
3．脊髄小脳変性症
4．変形性肘関節症
5．閉塞性動脈硬化症

午後96　イネイブラー〈enabler〉である家族と患者との共依存が問題となる疾患はどれか。
1．うつ病
2．統合失調症
3．アルコール依存症
4．Alzheimer 型認知症
5．自閉スペクトラム症

午後97　適応障害について誤っているのはどれか。
1．日常生活に支障を生じる。
2．認知行動療法は有効である。
3．薬物療法が治療の中心になる。
4．抑うつ気分を伴うことが多い。
5．適応的なストレス・コーピング技能を養う必要がある

午後98　統合失調症について正しいのはどれか。
1．男性に多い。
2．急性発症することが多い。
3．若年の発症は予後が良い。
4．中年期以後に発症することが多い。
5．高 EE の家族のもとで再発率が高くなる。

午後99　ステロイド薬による精神障害について正しいのはどれか。（採点除外）
1．幻覚は認められない。
2．高齢者は発症しやすい。
3．発現率は 80% を超える。
4．意識障害を伴うことは少ない。
5．精神症状はステロイド薬の投与量に関係なく出現する。

午後100　知的障害の原因となるのはどれか。2つ選べ。
1．Down 症候群
2．ネコ鳴き症候群
3．Korsakoff 症候群
4．Wallenberg 症候群
5．Guillain-Barré 症候群

# ●●●●●第 58 回 問題●●●●●

午前51 手の外来筋はどれか。
1. 短母指外転筋
2. 短小指屈筋
3. 短母指屈筋
4. 短母指伸筋
5. 短掌筋

午前52 下行神経路はどれか。
1. 後脊髄小脳路
2. 前脊髄視床路
3. 前脊髄小脳路
4. 外側脊髄視床路
5. 外側皮質脊髄路

午前53 閉鎖神経で正しいのはどれか。
1. 第1仙髄神経根からの線維を含む。
2. 大腿外側の表在覚を支配する。
3. 仙骨神経叢から分岐する。
4. 坐骨切痕を通る。
5. 薄筋を支配する。

午前54 大動脈弓から直接分枝するのはどれか。2
つ選べ。
1. 腕頭動脈
2. 右鎖骨下動脈
3. 左鎖骨下動脈
4. 右椎骨動脈
5. 左椎骨動脈

午前55 小綱でつながる臓器はどれか。2つ選べ。
(3通りの解答を正解として採点する)
1. 胃
2. 肝　臓
3. 十二指腸
4. 腎　臓
5. 膵　臓

午前56 肺の構造で正しいのはどれか。
1. 左肺には3本の葉気管支がある。
2. 1本の葉気管支は6本の区域気管支に分かれ
る。
3. 左肺には12本の区域気管支がある。
4. 細気管支は軟骨を欠く。
5. 左右の肺には約5,000万個の肺胞が存在する。

午前57 腎臓から分泌されるホルモンはどれか。
2つ選べ。
1. レニン
2. メラトニン
3. カルシトニン
4. バソプレシン
5. エリスロポエチン

午前58 眼球で誤っているのはどれか。
1. 視細胞には錐体と桿体とがある。
2. 視神経乳頭は黄斑より内側にある。
3. 錐体は中心窩にある。
4. 前眼房は眼房水で満たされている。
5. 毛様体は瞳孔の大きさを調節する。

午前59 皮下組織の直下に腹筋を触知できる筋は
どれか。
1. 棘上筋
2. 深指屈筋
3. 方形回内筋
4. 中間広筋
5. 後脛骨筋

午前60 腸骨稜に付着する筋はどれか。
1. 広背筋
2. 小殿筋
3. 僧帽筋
4. 多裂筋
5. 大腰筋

午前61 細胞内小器官の働きで正しいのはどれか。
1. 中心小体は転写を開始する。
2. リソゾームはATPを合成する。
3. 粗面小胞体で蛋白質が合成される。
4. Golgi装置で細胞内の物質を分解する。
5. ミトコンドリアは細胞分裂において染色体の
分離を担う。

午前62　深部腱反射で誤っているのはどれか。
1．錘内筋線維が受容器となる。
2．感覚入力は Ia は線維を介する。
3．運動出力は α 運動ニューロンを介する。
4．Renshaw 細胞は α 運動ニューロンから入力を受ける。
5．γ 運動ニューロンの興奮により深部腱反射は減弱する。

午前63　消化酵素で正しいのはどれか。（複数の選択肢を正解として採点する）
1．α アミラーゼはデンプンをデキストリンに分解する。
2．トリプシンは蛋白質をポリペプチドに分解する。
3．ペプシンはトリグリセリドを脂肪酸に分解する。
4．マルターゼはスクロースをブドウ糖に分解する。
5．ラクターゼは乳糖をマルトースに分解する。

午前64　心臓の刺激伝導系で正しいのはどれか。2つ選べ。
1．洞房結節は心室中隔にある。
2．房室結節の伝導速度は His 束より速い。
3．房室結節の興奮は His 束より先に生じる。
4．刺激伝導系の細胞は活動電位を生成できる。
5．洞房結節の活動電位持続時間は Purkinje 線維より長い。

午前65　I 型アレルギーに関与する抗体はどれか。
1．IgA
2．IgD
3．IgE
4．IgG
5．IgM

午前66　排尿に関与する神経はどれか。2つ選べ。
1．陰部神経
2．下腹神経
3．上殿神経
4．閉鎖神経
5．迷走神経

午前67　血糖を上昇させる作用のあるホルモンはどれか。2つ選べ。
1．アドレナリン
2．アルドステロン
3．カルシトニン
4．グルカゴン
5．パラトルモン

午前68　女性生殖器で誤っているのはどれか。
1．原始卵胞は新生児にある。
2．成人の卵巣の重さは約 6g である。
3．原始卵胞の成熟は思春期に始まる。
4．卵細胞は始原生殖細胞に由来する。
5．黄体ホルモン上昇により排卵が誘発される。

午前69　肺活量算出に最低限必要な肺気量分画はどれか。2つ選べ。
1．予備吸気量
2．予備呼気量
3．1 回換気量
4．全肺気量
5．残気量

午前70　足部内側縦アーチの維持に最も関与するのはどれか。
1．三角靱帯
2．長足底靱帯
3．後脛骨筋
4．足底筋
5．第三腓骨筋

午前71　右下肢の筋を伸張している様子を図に示す。最も伸張される筋はどれか。

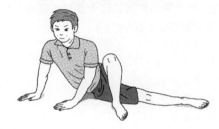

1．薄　筋
2．中間広筋
3．半膜様筋
4．大腿方形筋
5．大腿筋膜張筋

午前 72　手指の筋と作用の組合せで正しいのはどれか。
　1．掌側骨間筋 —— MP 関節伸展
　2．浅指屈筋 —— DIP 関節屈曲
　3．短母指伸筋 —— IP 関節伸展
　4．虫様筋 ———— MP 関節屈曲
　5．背側骨間筋 —— PIP 関節屈曲

午前 73　鉄棒に肩関節屈曲 90°、肘関節屈曲 90°の肢位で懸垂している状態からゆっくりと体を下降させているとき、遠心性収縮をする筋はどれか。
　1．棘上筋
　2．広背筋
　3．烏口腕筋
　4．三角筋前部
　5．大胸筋鎖骨部

午前 74　正常歩行で遠心性収縮をする筋はどれか。2 つ選べ。
　1．踵接地から足底接地までの前脛骨筋
　2．足底接地から立脚中期までの下腿三頭筋
　3．立脚中期から踵離地までの大殿筋
　4．加速期から遊脚中期までの内側広筋
　5．遊脚中期から減速期までの腸腰筋

午前 75　退行性病変はどれか。
　1．萎　縮
　2．化　生
　3．肥　大
　4．異形成
　5．過形成

午前 76　胃全摘出術後の巨赤芽球性貧血で欠乏する栄養素はどれか。
　1．ニコチン酸
　2．ビタミン A
　3．ビタミン $B_1$
　4．ビタミン $B_{12}$
　5．ビタミン C

午前 77　末梢神経の脱髄がみられるのはどれか。
　1．多発性硬化症
　2．de Quervain 病
　3．進行性核上性麻痺
　4．腰部脊柱管狭窄症
　5．Guillain-Barré 症候群

午前 78　性的な欲動をコントロールするために、性的なことを理論的に分析しようとする防衛機制はどれか。
　1．抑　圧
　2．行動化
　3．知性化
　4．反動形成
　5．スプリッティング

午前 79　Freud の発達論において 1 ～ 3 歳はどれか。
　1．口唇期
　2．肛門期
　3．性器期
　4．潜在期
　5．男根期

午前 80　障害受容に至る 5 つの過程において 2 番目に現れるのはどれか。
　1．解決への努力期
　2．ショック期
　3．混乱期
　4．受容器
　5．否認期

午前 81　思考記録表（コラム表）を用いて現実に沿った考え方や判断ができることを目標とする認知行動療法の技法はどれか。
　1．認知再構成法
　2．モデリング法
　3．問題解決技法
　4．系統的脱感作法
　5．行動活性化技法

午前82　脳卒中の評価法とそれに含まれる項目の組合せで正しいのはどれか。
1．JSS ——— ADL
2．mRS ——— バランス機能
3．FMA ——— 歩行速度
4．SIAS ——— 体幹機能
5．NIHSS ——— 関節可動域

午前83　積極的な全身持久力トレーニングを開始してよい状態はどれか。
1．心室頻拍
2．脈拍 140/分
3．体温 38.6℃
4．収縮期血圧 60 mmHg
5．経皮的酸素飽和度 94%

午前84　ASIA の評価対象はどれか。
1．意識レベル
2．運動失調
3．眼球運動
4．肛門感覚
5．深部腱反射

午前85　ワルファリンの作用を減弱させるのはどれか。
1．ビタミン A
2．ビタミン B₁
3．ビタミン C
4．ビタミン E
5．ビタミン K

午前86　原始反射と誘発される運動の組合せで正しいのはどれか。（複数の選択肢を正解として採点する）
1．探索反射 ——— 頸部の側屈
2．Galant 反射 ——— 体幹の回旋
3．交差性伸展反射 — 刺激反対側の下肢の伸展
4．非対称性緊張性 — 頸部を回旋させた側の上頸反射　　　　肢と下肢の伸展
5．対称性緊張性 ——— 上肢の屈曲と下肢の伸展頸反射（頸部伸展）

午前87　リンパ浮腫で正しいのはどれか。
1．腹水を伴う。
2．利尿薬で治療する。
3．感染を繰り返しやすい。
4．発症初期から皮膚硬化を生じる。
5．肺血栓塞栓症の原因の一つである。

午前88　Perthes 病で正しいのはどれか。2つ選べ。
1．女児に多い。
2．外傷が誘因となる。
3．片側性の発症が多い。
4．12 歳以降に好発する。
5．大腿骨近位骨端部への血行障害が原因である。

午前89　Colles 骨折で正しいのはどれか。
1．成人より小児に多い。
2．尺骨遠位端の骨折である。
3．遠位骨片は掌側に転位する。
4．合併症に正中神経損傷がある。
5．骨折の分類には Garden 分類が用いられる。

午前90　発症後 2 時間の脳梗塞において典型的な画像所見はどれか。
1．単純 CT での高吸収域
2．単純 CT での低吸収域
3．MRI の T1 強調像での高信号領域
4．MRI の T2 強調像での高信号領域
5．MRI の拡散強調像での高信号領域

午前91　糖尿病性神経障害に特徴的な所見はどれか。
1．急激な発症
2．自律神経過反射
3．深部腱反射の亢進
4．下肢の靴下型感覚障害
5．近位筋優位の筋力低下

午前92　肝不全でみられるのはどれか。
1．脳　炎
2．裂　肛
3．腹水貯留
4．血小板増加
5．高アルブミン血症

午前93　ビタミンと欠乏時の症候との組合せで正しいのはどれか。
1．ビタミンA —— 舌　炎
2．ビタミンB₁ —— 皮下出血
3．ビタミンC —— 末梢神経障害
4．ビタミンD —— 骨粗鬆症
5．ビタミンK —— 壊血病

午前94　肺塞栓症で誤っているのはどれか。
1．脱水が誘因となる。
2．I型呼吸不全を呈する。
3．Dダイマーが上昇する。
4．下肢よりも上肢の術後に多い。
5．深部静脈血栓症との合併が多い。

午前95　介護保険制度で正しいのはどれか。
1．都道府県の窓口で申請する。
2．特定疾病に慢性腎不全がある。
3．第1号被保険者は75歳以上である。
4．介護認定審査会で要介護度を判定する。
5．審査結果に対する再審査請求はできない。

午前96　アルコール依存症で誤っているのはどれか。（採点除外）
1．依存性パーソナリティ障害は発症リスクを高める。
2．発症時はアルコール耐性が増大している。
3．断酒後、依存症状態に戻ることが多い。
4．アルコール幻覚症は幻聴を主とする。
5．発症には遺伝的影響がある。

午前97　興奮や昏迷などの意志発動の異常が主体となる統合失調症の病型はどれか。
1．緊張型
2．残遺型
3．単純型
4．破瓜型
5．妄想型

午前98　欠神発作で正しいのはどれか。
1．心因性である。
2．高齢で発症する。
3．発作後に入眠する。
4．過呼吸で誘発される。
5．周囲の人に気付かれやすい。

午前99　統合失調症患者の健康関連QOLの測定に用いることができるのはどれか。
1．BPRS〈Brief Psychiatric Rating Scale〉
2．NEO-PI-R
3．RDQ〈Roland-Morris Disability Questionnaire〉
4．SF-36
2．SFS <Social Functioning Scale〉

午前100　強迫性障害で正しいのはどれか。
1．薬物療法は無効である。
2．曝露反応妨害法が行われる。
3．強迫行為はさせられ体験による。
4．うつ病を合併することはまれである。
5．患者は強迫行為の不合理性を自覚していない。

午後51　骨で正しいのはどれか。
1．短骨には髄腔がある。
2．黄色骨髄は造血機能を持つ。
3．海綿骨にはHavers管がある。
4．骨芽細胞は骨吸収に関与する。
5．皮質骨表面は骨膜で覆われている。

午後52　前骨間神経に支配される筋はどれか。
1．短母指伸筋
2．長母指屈筋
3．長母指伸筋
4．尺側手根屈筋
5．長母指外転筋

午後53　眼球運動に関わる脳神経として正しいのはどれか。2つ選べ。
1．視神経
2．外転神経
3．滑車神経
4．顔面神経
5．三叉神経

午後54　脊髄で正しいのはどれか。2つ選べ。
1．膨大部は3つある。
2．前角は白質からなる。
3．後根は脊髄神経節をつくる。
4．交感神経は胸髄と腰髄とから出る。
5．脊髄円錐は第3、4腰椎のレベルにある。

午後55　心臓の構造で正しいのはどれか。
1．僧帽弁は3尖である。
2．大動脈弁は2尖である。
3．洞房結節は左心房にある。
4．卵円窩は心房中隔にある。
5．三尖弁は右心室の流出口にある。

午後56　左肺の内側面に接するのはどれか。
1．気　管
2．横隔膜
3．奇静脈
4．上大静脈
5．大動脈弓

午後57　腎臓で正しいのはどれか。
1．糸球体は腎髄質に集まる。
2．輸出細動脈は集合管につながる。
3．ネフロンは糸球体と尿細管からなる。
4．輸入細動脈は Henle 係蹄につながる。
5．腎乳頭は Bowman 嚢に覆われている。

午後58　平衡聴覚器で正しいのはどれか。
1．蝸牛は鼓室にある。
2．鼓膜にはアブミ骨が接している。
3．耳管は上咽頭につながる。
4．耳小骨は外リンパ液に覆われている。
5．半規管膨大部にコルチ器がある。

午後59　動脈の触知部位で正しいのはどれか。

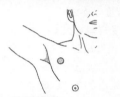
1．腋窩動脈

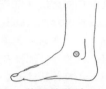
2．後脛骨動脈

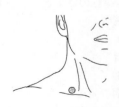
3．総頸動脈

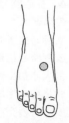
4．足背動脈

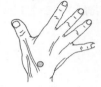
5．橈骨動脈

⬛：触知部位

午後60　距骨と関節を構成するのはどれか。2つ選べ。
1．踵　骨
2．舟状骨
3．立方骨
4．第1中足骨
5．内側楔状骨

午後61　骨格筋で正しいのはどれか。
1．健常成人では体重の約10%を占める。
2．赤筋線維はミトコンドリア量が少ない。
3．筋疲労の化学的原因は乳酸の蓄積である。
4．神経筋接合部での興奮の伝達は両方向性である。
5．低負荷の運動強度では白筋線維が活性化しやすい。

午後62　下垂体前葉から分泌されるホルモンはどれか。
1．メラトニン
2．オキシトシン
3．バソプレシン
4．プロラクチン
5．アルドステロン

## 午後63　視覚で正しいのはどれか。
1．明順応には20分程度かかる。
2．視神経乳頭は視覚受容器を欠く。
3．ビタミンC欠乏で夜盲症となる。
4．近視では網膜の後方に焦点を結ぶ。
5．毛様体筋は遠くを見るときに収縮する。

## 午後64　長期間の有酸素運動の効果として正しいのはどれか。2つ選べ。
1．安静時血圧の上昇
2．安静時心拍数の上昇
3．最大心拍出量の増加
4．骨格筋の毛細血管網の発達
5．安静時の交感神経の緊張亢進

## 午後65　副交感神経の作用で抑制されるのはどれか。
1．膵液分泌
2．気管支筋収縮
3．房室伝導速度
4．直腸平滑筋収縮
5．グリコーゲン合成

## 午後66　血球とその働きの組合せで正しいのはどれか。2つ選べ。
1．顆粒球 —— 止　血
2．血小板 —— 病原体の貪食
3．赤血球 —— ヘモグロビンの輸送
4．単　球 —— 栄養素の運搬
5．リンパ球 —— 抗体の産生

## 午後67　胃の分泌で正しいのはどれか。2つ選べ。
1．ヒスタミンは胃酸分泌を抑制する。
2．迷走神経刺激は胃酸分泌を促進する。
3．ガストリンは蛋白質の消化酵素である。
4．内因子はビタミン$B_{12}$の吸収に関与する。
5．ペプシノーゲンは壁細胞から分泌される。

## 午後68　排便機構で正しいのはどれか。
1．便意は内肛門括約筋の伸張で生じる。
2．大腸内容物の混和は大蠕動で行われる。
3．直腸の収縮はアセチルコリンで促進される。
4．骨盤神経のインパルスは外肛門括約筋を弛緩させる。
5．上行結腸における大腸内容物の性状は半固形状である。

## 午後69　筋と作用の組合せで正しいのはどれか。2つ選べ。
1．足の長指伸筋 —— 足内がえし
2．後脛骨筋 —— 足外がえし
3．短腓骨筋 —— 足底屈
4．薄　筋 —— 膝屈曲
5．縫工筋 —— 膝伸展

## 午後70　肩甲骨外転・上方回旋を伴い肩関節屈曲位保持に作用するのはどれか。
1．棘下筋
2．広背筋
3．小円筋
4．前鋸筋
5．菱形筋

## 午後71　肘関節屈曲のみに作用するのはどれか。
1．肘　筋
2．上腕筋
3．烏口腕筋
4．腕橈骨筋
5．上腕二頭筋

## 午後72　安静呼吸における吸気時で正しいのはどれか。
1．横隔膜は上昇する。
2．外肋間筋は弛緩する。
3．胸腔内は陽圧になる。
4．腹横筋が主に収縮する。
5．上部胸郭は前上方へ拡張する。

## 午後73　基本的立位姿勢を矢状面から観察した場合、重心線が通るのはどこか。
1．後頭隆起
2．烏口突起
3．大転子前方
4．膝蓋骨前方
5．外果前方

## 午後74　運動学習の効率で正しいのはどれか。
1．覚醒度は高いほどよい。
2．フィードバックは多いほどよい。
3．練習動作の難度は低いほどよい。
4．多様練習は学習初期に行うとよい。
5．練習動作は基準課題に似ているほどよい。

午後75　病因のうち化学的要因はどれか。
1．熱
2．圧　力
3．喫　煙
4．紫外線
5．放射線

午後76　疾患と病因の組合せで正しいのはどれか。
1．Creutzfeldt–Jakobo 病 ——— 感　染
2．Parkinson 病 ——————— 脱　髄
3．肝性脳症 ——————————— 神経変性
4．正常圧水頭症 —————— 血行障害
5．多発性硬化症 —————— 腫　瘍

午後77　頭部単純 CT で低吸収域として描出されるのはどれか。
1．くも膜下出血
2．脳梗塞慢性期
3．脳出血急性期
4．急性硬膜下血腫
5．脈絡叢の石灰化

午後78　良性腫瘍と比較した悪性腫瘍の特徴はどれか。
1．被膜を有する。
2．発育速度は遅い。
3．浸潤性に発育する。
4．細胞の分化度が高い。
5．細胞の核分裂が少ない。

午後79　即時記憶と関連があるのはどれか。
1．数字の順唱を行わせる。
2．以前の社会的な事件を思い出させる。
3．「結婚したのは何歳のときですか」と質問する。
4．「昨夜の夕食のおかずは何でしたか」と質問する。
5．いったん覚えてもらった言葉を 3 分後に思い出させる。

午後80　我が国の自殺死亡率において年齢階級別で最も高いのはどれか。
1．20 歳代
2．30 歳代
3．40 歳代
4．50 歳代
5．60 歳代

午後81　Erikson の発達段階で成人前期に獲得すべき課題はどれか。
1．勤勉性
2．自律性
3．親密性
4．生殖性
5．統合性

午後82　脳卒中患者の歩行自立と関連が最も少ないのはどれか。
1．半側空間無視
2．両側性片麻痺
3．深部覚障害
4．注意障害
5．失語症

午後83　頸髄損傷完全麻痺（第 6 頸髄節まで機能残存）の上肢機能で可能なのはどれか。2 つ選べ。
1．小指の外転
2．母指の内転
3．手関節の背屈
4．肘関節の屈曲
5．中指 DIP 関節の屈曲

午後84　痙縮が出現し得るのはどれか。
1．筋強直性ジストロフィー
2．Guillain–Barré 症候群
3．多発性筋炎
4．多発性硬化症
5．腕神経叢麻痺

午後85　Ⅱ型呼吸不全では正常で、Ⅰ型呼吸不全で増加するのはどれか。
1．1 秒率
2．肺活量
3．動脈血酸素分圧
4．動脈血二酸化炭素分圧
5．肺胞気 — 動脈血酸素分圧較差

午後86 遠城寺式乳幼児分析的発達検査において、生後12か月以前に観察されるのはどれか。2つ選べ。
1．走る。
2．3語言える。
3．人見知りする。
4．積み木を二つ重ねる。
5．コップを自分で持って飲む。

午後87 ICFにおける「参加」の評価に最も関連する情報はどれか。
1．教育歴
2．住環境
3．職業適性
4．認知機能
5．セルフケア能力

午後88 関節リウマチで起こりにくいのはどれか。
1．オペラグラス変形
2．尺側偏位
3．スワンネック変形
4．フォーク状変形
5．ボタン穴変形

午後89 CRPS type Ⅰに分類されるのはどれか。2つ選べ。
1．幻肢痛
2．視床痛
3．肩手症候群
4．Sudeck 骨萎縮
5．帯状疱疹後神経痛

午後90 脳梗塞で正しいのはどれか。
1．脳動脈瘤の合併が多い。
2．我が国の死因の第1位である。
3．心房細動は脳塞栓の原因となる。
4．くも膜下出血に比べ、症状後の死亡率は高い。
5．原因に関わらず抗血小板薬の投与が行われる。

午後91 手根管症候群の典型的な所見として正しいのはどれか。
1．猿　手
2．骨間筋の萎縮
3．前腕回内時の疼痛
4．Froment 徴候陽性
5．環指尺側から小指の感覚障害

午後92 血管疾患と関連因子の組合せで誤っているのはどれか。
1．Buerger 病 ——————— 喫　煙
2．下腿静脈瘤 ——————— 妊　娠
3．解離性大動脈瘤 ——————— アテローム硬化
4．深部静脈血栓症 ——————— 長期臥床
5．結節性多発動脈炎 ——————— 糖尿病

午後93 腎疾患と原因の組合せで正しいのはどれか。
1．腎硬化症 ——————— 尿路結石
2．慢性腎不全 ——————— 糖尿病
3．急性腎盂腎炎 ——————— 動脈硬化
4．腎後性急性腎不全 ——————— 心不全
5．腎前性急性腎不全 ——————— 前立腺肥大

午後94 気管支喘息の治療薬はどれか。
1．β 遮断薬
2．アスピリン
3．ステロイド
4．フロセミド
5．マクロライド系抗菌薬

午後95 大動脈解離の続発症で誤っているのはどれか。
1．腎不全
2．脳梗塞
3．脊髄障害
4．三尖弁閉鎖不全
5．心タンポナーデ

午後96 全身性エリテマトーデスにみられにくいのはどれか。
1．頭　痛
2．けいれん
3．被害妄想
4．音声チック
5．気分の変動

午後97　精神遅滞の発症と関連がない疾患はどれ
　　　　か。
　　1．Klinefelter 症候群
　　2．Prader‐Willi 症候群
　　3．Turner 症候群
　　4．Wallenberg 症候群
　　5．West 症候群

午後98　親しい人間関係を構築できず、奇異な
　　　　考え方や風変わりな行動が継続してみられ、
　　　　パーソナリティ障害を指摘された。最も考え
　　　　られるのはどれか。
　　1．演技性パーソナリティ障害
　　2．回避性パーソナリティ障害
　　3．猜疑性〈妄想性〉パーソナリティ障害
　　4．シゾイド〈統合失調質〉パーソナリティ障害
　　5．統合失調型パーソナリティ障害

午後99　鉄欠乏性貧血の患者にみられやすい睡眠・
　　　　覚醒障害はどれか。
　　1．睡眠時遊行症
　　2．ナルコレプシー
　　3．睡眠相前進症候群
　　4．むずむず脚症候群
　　5．閉塞性睡眠時無呼吸障害

午後100　神経性無食欲症で生じやすいのはどれ
　　　　か。
　　1．頻　脈
　　2．高血圧
　　3．高血糖
　　4．高リン血症
　　5．高コレステロール血症

●●●●●第 59 回 問題●●●●●

午前51　外胚葉から発生するのはどれか。
1．筋
2．子　宮
3．甲状腺
4．消化管
5．松果体

午前52　ミオシンフィラメントが存在するのはどれか。2つ選べ。(3通りの解答を正解として採点する)
1．A帯
2．H帯
3．I帯
4．Z帯
5．筋　節

午前53　肩甲背神経に支配される筋はどれか。(複数の選択肢を正解として採点する)
1．肩甲挙筋
2．鎖骨下筋
3．前鋸筋
4．僧帽筋
5．菱形筋

午前54　脳神経と支配筋の組合せで正しいのはどれか。2つ選べ。
1．動眼神経 —— 眼輪筋
2．三叉神経 —— 咬　筋
3．顔面神経 —— 広頸筋
4．舌咽神経 —— 舌　筋
5．副神経 ——— 側頭筋

午前55　ドーパミンが主に神経伝達物質となっている部位はどれか。
1．黒　質
2．視　床
3．小　脳
4．脳　梁
5．前頭葉

午前56　反回神経で正しいのはどれか。
1．味覚を伝える。
2．交感神経線維を含む。
3．横隔神経から分枝する。
4．輪状甲状筋を支配する。
5．左側の走行は右側よりも長い。

午前57　左右一対あるのはどれか。2つ選べ。
1．総頸動脈
2．椎骨動脈
3．脳底動脈
4．腕頭動脈
5．前交通動脈

午前58　呼吸器で正しいのはどれか。
1．気管支は下気道に含まれる。
2．輪状軟骨は弾性軟骨である。
3．気管の長さは約20cmである。
4．咽頭の下端はC8の位置にある。
5．気管の延長線に対する分岐角度は左気管支より右気管支の方が大きい。

午前59　視覚器で誤っているのはどれか。
1．虹彩と水晶体の間を前眼房という。
2．眼房水は毛様体上皮から産生される。
3．眼房水は強膜静脈洞へ吸収される。
4．毛様体筋が収縮すると毛様体小体は弛緩する。
5．毛様体小体が弛緩すると水晶体は厚くなる。

午前60　右上肢を右外側より見た図を示す。腕橈骨筋のすぐ尺側で矢印部を走行する筋はどれか。
1．示指伸筋
2．小指伸筋
3．総指伸筋
4．長橈側手根伸筋
5．長母指伸筋

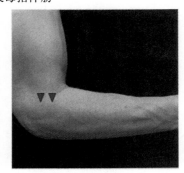

午前61　伸張反射で正しいのはどれか。
1．侵害受容反射である。
2．多シナプス反射である。
3．求心性線維は Ia 群線維である。
4．α運動線維は筋紡錘内の錘内線維を支配する。
5．γ運動線維は伸張された筋の拮抗筋を支配する。

午前62　運動単位で正しいのはどれか。2つ選べ。
1．運動単位には求心性線維が含まれる。
2．筋を徐々に収縮すると大きな運動単位が先に活動を始める。
3．筋が収縮する際に運動単位の数が増加していく過程を動員という。
4．細かい動きが要求される筋は一つの運動ニューロンが支配する筋線維数が多い。
5．一つの運動ニューロンを刺激すると、その支配下にある筋線維が同時に収縮する。

午前63　副交感神経の機能を持つのはどれか。
1．横隔神経
2．骨盤神経
3．舌下神経
4．内耳神経
5．肋間神経

午前64　肺拡散能に影響を与えるのはどれか。2つ選べ。
1．ヘモグロビン
2．死腔換気量
3．肺胞表面積
4．気道抵抗
5．残気量

午前65　線維素溶解系で働く因子はどれか。
1．カルシウムイオン
2．フィブリノゲン
3．プラスミノゲン
4．プロトロンビン
5．von Willebrand 因子

午前66　免疫グロブリンで正しいのはどれか。
1．IgG は胎盤を透過する。
2．IgM は唾液に含まれる。
3．IgD は肥満細胞を活性化する。
4．IgA は血漿中に占める割合が最も多い。
5．T 細胞が抗原の刺激を受けて産生する。

午前67　肝臓の機能で正しいのはどれか。2つ選べ。
1．血球の産生
2．胆汁の貯蔵
3．尿素の生成
4．薬物の代謝
5．グルカゴンの分泌

午前68　同一の臓器から分泌されるホルモンの組合せで正しいのはどれか。
1．アルドステロン ――――― エリスロポエチン
2．グルカゴン ――――――― ガストリン
3．バンプレシン ―――――― オキシトシン
4．パラトルモン ―――――― カルシトニン
5．レニン ――――――――― コルチゾール

午前69　エネルギー代謝で正しいのはどれか。
1．基礎代謝量は安静時代謝量より大きい。
2．安静時代謝量は体重減少により低下する。
3．呼吸商は糖質の燃焼が多くなると低下する。
4．代謝当量〈METs〉は基礎代謝量を基準にしている。
5．エネルギー代謝率〈RMR〉は安静時代謝量を基準にしている

午前70　筋と下顎の運動の組合せで正しいのはどれか。
1．咬　筋 ――――― 下　制
2．顎二腹筋 ―――― 挙　上
3．外側翼突筋 ――― 前　突
4．内側翼突筋 ――― 後　退
5．オトガイ舌筋 ―― 側方移動

午前71　手の運動で正しいのはどれか。
1．橈骨手根関節の運動軸は2つである。
2．PIP 関節の側副靱帯は伸展位で弛緩する。
3．手関節背屈には長母指外転筋が作用する。
4．手関節橈屈の可動域は前腕回外位より回内位で大きい。
5．対立運動における横アーチの変化には第2CM 関節が関与する。

午前72　足関節で正しいのはどれか。（複数の選択肢を正解として採点する）
1．距腿関節は2度の運動自由度をもつ。
2．後脛骨筋は外がえしの共同筋である。
3．ヒラメ筋は足部内がえしに作用する。
4．足根中足関節の主な運動は滑りである。
5．立方骨は内側縦アーチを構成する骨の一つである。

午前73　片側の筋収縮と体幹運動の組合せで正しいのはどれか。
1．外腹斜筋 ——— 同側への側屈
2．脊柱起立筋 ——— 対側への側屈
3．内腹斜筋 ——— 対側への回旋
4．腹直筋 ——— 対側への回旋
5．腰方形筋 ——— 同側への回旋

午前74　健常成人の歩行で重心が最も高くなる時期はどれか。
1．初期接地
2．荷重応答期
3．立脚中期
4．立脚終期
5．前遊脚期

午前75　病因のうち化学的要因はどれか。
1．熱
2．圧　力
3．紫外線
4．放射線
5．アスベスト

午前76　末梢血管抵抗が低下するショックをきたす病態はどれか。2つ選べ。
1．アナフィラキシー
2．消化管出血
3．心筋梗塞
4．心タンポナーデ
5．敗血症

午前77　咳をしたときに生じる尿失禁はどれか。
1．溢流性
2．機能性
3．切迫性
4．反射性
5．腹圧性

午前78　左右対称のインクのシミでできた図版を順番に提示する検査はどれか。
1．バウムテスト
2．MMPI
3．P−F スタディ
4．Rorschach テスト
5．WPPSI

午前79　陽性転移はどれか。
1．医療者が患者に過剰な親近感を抱く。
2．医療者が患者に怒りの感情を示す。
3．患者が医療者に好意を寄せる。
4．患者が医療者を強く軽蔑する。
5．患者が医療者を嫌悪する。

午前80　他者の模範行動を観察して、自らの行動変容をきたすようにする治療法はどれか。
1．系統的脱感作法
2．行動活性化技法
3．マインドフルネス
4．モデリング法
5．問題解決技法

午前81　技法としてホームワーク〈宿題〉を用いるのはどれか。
1．支持的精神療法
2．精神分析療法
3．内観療法
4．認知行動療法
5．森田療法

午前82 ADL で正しいのはどれか。
1. 環境要因によって影響を受ける。
2. IADL が概念の基礎となっている。
3. 生活機能より包括的な概念である。
4. 2000 年代初頭に世界保健機関によって定義された。
5. 評価スケールとしてFugl−Meyer Assessment scale が用いられる。

午前83 改訂日本版デンバー式発達スクリーニング検査〈JDDST−R〉で「母指と示指によるつまみ動作」の通過率75% が含まれる時期はどれか。
1. 3〜4か月
2. 6〜7か月
3. 9〜10か月
4. 12〜13か月
5. 15〜16か月

午前84 脳卒中回復期の嚥下障害に対する最も適切な栄養管理はどれか。
1. 水分にとろみは使用しない。
2. 胃瘻造設後には経口摂取は行わない。
3. 経鼻胃管による経管栄養は誤嚥の危険はない。
4. 点滴管理は栄養摂取量を考慮する必要はない。
5. 経鼻胃管による経管栄養は長期的栄養管理には適さない。

午前85 出生児に出現していないのはどれか。
1. Moro 反射
2. Galant 反射
3. Babinski 反射
4. 緊張性迷路反射
5. 対称性緊張性頸反射

午前86 頭部 MRI で正しいのはどれか。
1. T2 強調画像で髄液は低信号に描出される。
2. 頭部 CT に比べて脳幹部の病巣を観察しにくい。
3. T2 強調画像で脳梗塞による信号変化はみられない。
4. 拡散強調画像は急性期の脳梗塞の診断に有用である。
5. 頭部 CT に比べて急性期の脳出血の診断に有用である。

午前87 AED で正しいのはどれか。（複数の選択肢を正解として採点する）
1. 使用には医師の指示が必要である。
2. 心臓ペースメーカーの植込み患者に使用できる。
3. 衣服の上から使用できる。
4. 電気的除細動時は四肢を押さえる。
5. 電気的除細動は自動的に行われる。

午前88 背臥位における褥瘡の好発部位はどれか。2つ選べ。
1. 踵 部
2. 膝窩部
3. 仙骨部
4. 内果部
5. 大転子部

午前89 外傷性脊髄損傷で正しいのはどれか。
1. 男性より女性に多い。
2. 頸髄損傷が胸腰髄損傷より多い。
3. 交通事故による受傷が最も多い。
4. 発症者の年齢は 20 歳代が最も多い。
5. 頸髄損傷では完全麻痺者の比率が高い。

午前90 骨粗鬆症で正しいのはどれか。
1. 女性より男性に多い。
2. 遺伝的要因は影響しない。
3. 続発性より原発性が多い。
4. 骨折は大腿骨近位部が最も多い。
5. 日本の患者数は約 100 万人である。

午前91 脳卒中患者の身体機能評価に用いられる評価尺度はどれか。2つ選べ。
1. GMFCS
2. MMPI
3. NIHSS
4. SIAS
5. UPDRS

午前92 手根管症候群でみられる症候はどれか。
1. 下垂手
2. 骨間筋の萎縮
3. 小指のしびれ
4. 母指球筋の萎縮
5. Guyon 管の Tinel 徴候陽性

午前93　ケトアシドーシスによって Kussmaul 呼吸が起こる理由で正しいのはどれか。
1．$O_2$ を取り込むため。
2．$H^+$ が減少したため。
3．$CO_2$ を排出するため。
4．$HCO_3^-$ が増加したため。
5．pH の上昇を基準値に戻すため。

午前94　急性心筋梗塞が疑われる場合に最も優先度が低い検査はどれか。
1．心電図
2．心エコー
3．冠動脈 CT
4．冠動脈造影
5．心筋シンチグラフィー

午前95　Lewy 小体型認知症の早期にみられる症状はどれか。
1．幻　視
2．考想伝播
3．失　語
4．人格変化
5．脱抑制

午前96　統合失調症で正しいのはどれか。
1．急性発症は予後が悪い。
2．若年発症は予後が悪い。
3．女性は男性より予後が悪い。
4．男性の発症率は女性の約2倍である。
5．発症から治療開始までの期間と予後は無関係である。

午前97　全般性不安障害で正しいのはどれか。
1．慢性化はまれである。
2．男性と比較して女性に多い。
3．自律神経系の過活動はみられない。
4．症状の消長に環境要因は影響しない。
5．他の精神疾患と併存することはない。

午前98　ミオクロニー発作で正しいのはどれか。
1．意識消失を伴うことが多い。
2．高齢で発症することが多い。
3．数分間持続する。
4．光刺激で誘発される。
5．片側性である。

午前99　ノンレム睡眠で正しいのはどれか。
1．夢を見る。
2．陰茎が勃起する。
3．急速眼球運動がみられる。
4．心拍数が不規則に変化する。
5．成人の睡眠の大半を占める。

午前100　入眠困難を訴えるうつ病患者に対する睡眠衛生指導で最も適切なのはどれか。
1．「夕方1時間以上の昼寝をしましょう」
2．「できるだけ一定時刻に起床しましょう」
3．「就床直前にアルコール飲料を飲みましょう」
4．「眠くなくても一定の時刻に就床しましょう」
5．「入眠できなくても寝床から出ないようにしましょう」

午後51　関節の組合せで正しいのはどれか。
1．肩関節 ——— 臼状関節
2．胸鎖関節 ——— 蝶番関節
3．上橈尺関節 ——— 車軸関節
4．腕尺関節 ——— 球関節
5．MCP 関節 ——— 鞍関節

午後52　ヤコビー〈Jacoby〉線上に位置する椎骨はどれか。
1．T12
2．L1
3．L2
4．L3
5．L4

午後53　滑車神経が支配する外眼筋はどれか。
1．下斜筋
2．下直筋
3．上斜筋
4．上直筋
5．外側直筋

午後54　温痛覚の経路はどれか。
1．脊髄小脳路
2．皮質脊髄路
3．前脊髄視床路
4．網様体脊髄路
5．外側脊髄視床路

午後55　一次ニューロンの細胞体が主に存在する部位はどれか。
1．後　角
2．後　索
3．前　角
4．側　索
5．後根神経節

午後56　腋窩神経で正しいのはどれか。
1．三角筋を支配する。
2．広背筋を支配する。
3．後骨間神経を分枝する。
4．上腕内側の皮膚感覚を支配する。
5．腕神経叢の外側神経束から分枝する。

午後57　後腹膜に存在するのはどれか。2つ選べ。
1．胃
2．空　腸
3．腎　臓
4．横行結腸
5．十二指腸

午後58　甲状腺が分泌するホルモンはどれか。
1．メラトニン
2．オキシトシン
3．カルシトニン
4．バソプレシン
5．パラトルモン

午後59　平衡聴覚器で正しいのはどれか。
1．耳石器は鼓室にある。
2．蝸牛神経は耳管を通る。
3．半規管は角加速度を知覚する。
4．アブミ骨筋は前庭神経に支配される。
5．内耳道は内リンパ液で満たされている。

午後60　体細胞分裂の開始に関わる細胞内小器官はどれか。
1．核小体
2．小胞体
3．中心小体
4．Golgi 装置
5．ミトコンドリア

午後61　末梢神経のC線維で正しいのはどれか。
1．有髄線維である。
2．骨格筋を支配する。
3．受容器は筋紡錘である。
4．B線維より直径が小さい。
5．Aα線維より伝導速度が速い。

午後62　交感神経の節前線維で直接支配されるのはどれか。
1．肝　臓
2．心　臓
3．気管支
4．唾液腺
5．副腎髄質

午後63　呼吸の生理で正しいのはどれか。
1．呼気時に横隔神経の活動電位が生じる。
2．迷走神経が亢進すると気道抵抗は低下する。
3．肺コンプライアンスが増加すると機能的残気量は減少する。
4．pHが上昇すると酸素はヘモグロビンから解離しやすくなる。
5．呼吸商は単位時間あたりの二酸化炭素産生量と酸素消費量の比である。

午後64　各臓器と血流量の局所性調節の組合せで正しいのはどれか。
1．骨格筋 ——— 乳酸の蓄積が血管を収縮
2．心　臓 ——— 低酸素が冠細動脈を収縮
3．脳 ——————— 二酸化炭素分圧上昇が細動脈を収縮
4．肺 ——————— 低酸素が細動脈を収縮
5．皮　膚 ——— 交感神経亢進が細動脈を拡張

午後65　ワルファリンの抗凝固作用に拮抗するのはどれか。
1．ビタミンA
2．ビタミンC
3．ビタミンD
4．ビタミンE
5．ビタミンK

午後66 脂質の消化と吸収で誤っているのはどれか。

1. Langerhans〈ランゲルハンス〉島からリパーゼが分泌される。
2. リパーゼは脂質を脂肪酸とグリセリンに消化する。
3. 胆汁酸は脂肪酸を乳化しミセルを形成する。
4. ミセルは小腸粘膜で吸収される。
5. 小腸で吸収された胆汁酸は門脈を介して肝臓へ運ばれる。

午後67 近位尿細管における再吸収率が最も高いのはどれか。

1. 水
2. グルコース
3. 水素イオン
4. クレアチニン
5. ナトリウムイオン

午後68 体温の調節機構で正しいのはどれか。

1. 体温の調節中枢は間脳にある。
2. 体温は午前より午後の方が低い。
3. 精神性発汗によって体温は上昇する。
4. 体温が上昇すると骨格筋は収縮する。
5. 甲状腺ホルモンは熱生産を低下させる。

午後69 骨格筋の緊張力で正しいのはどれか。

1. 全張力と静止張力の和が活動張力となる。
2. 活動張力は筋長が長くなるほど大きくなる。
3. 求心性運動では速度が速いほど最大筋張力が大きい。
4. 筋張力が一定の場合、短縮速度は負荷が小さいほど速い。
5. 求心性運動は遠心性運動より大きな筋張力を発揮することができる。

午後70 肩甲上腕関節の内旋作用をもつのはどれか。

1. 棘下筋
2. 広背筋
3. 小円筋
4. 三角筋後部線維
5. 上腕二頭筋長頭

午後71 膝関節で正しいのはどれか。（複数の選択肢を正解として採点する）

1. 膝関節は顆状関節である。
2. 内側半月はO字状の形状である。
3. 外側側副靱帯は屈曲時に緊張する。
4. 前十字靱帯は脛骨の後方への逸脱を防いでいる。
5. 完全伸展位に近づくと脛骨は大腿に対し外旋する。

午後72 距骨上面の高さの足関節部と下腿筋との位置関係を図に示す。正しいのはどれか。

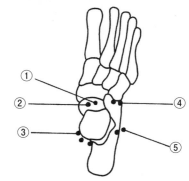

1. ① ―――― 長腓骨筋
2. ② ―――― 前脛骨筋
3. ③ ―――― 長指伸筋
4. ④ ―――― 後脛骨筋
5. ⑤ ―――― 第3腓骨筋

午後73 成人の正常立位姿勢で正しいのはどれか。

1. 仙骨は前弯を示す。
2. 腰仙角は約5度である。
3. 重心の位置は小児より相対的に頭部に近い。
4. 矢状面における重心は仙骨の前方に位置する。
5. 矢状面上における身体の重心線は大転子の前方を通る。

午後74 運動学習で最も適切なのはどれか。

1. 学習初期から二重課題法を取り入れる。
2. 学習課題の難易度は高いほど効果がある。
3. 療法士の助言は内在的フィードバックである。
4. 記憶障害がある場合は試行錯誤学習を適応する。
5. 運動技能が向上すればエネルギー効率が良くなる。

午後75　疾患と病因・病理学的変化の組合せで正しいのはどれか。

1．Creutzfeldt Jakob 病 —— 神経変性疾患
2．Parkinson 病 ———————— 腫瘍性疾患
3．肝性脳症 ———————— 感染性疾患
4．多系統萎縮症 ———————— 脳血管疾患
5．多発性硬化症 ———————— 脱髄疾患

午後76　前頭葉の損傷による高次脳機能障害で生じるのはどれか。2つ選べ。

1．視覚失調
2．肢節運動失行
3．触覚失認
4．相貌失認
5．Broca 失語

午後77　アポトーシスによる細胞の変化はどれか。

1．核の融解
2．細胞の膨化
3．細胞内容の放出
4．散在性の細胞死
5．周囲の炎症反応

午後78　Duchenne 型筋ジストロフィーで正しいのはどれか。

1．幼少期に発症する。
2．心筋障害はまれである。
3．下肢に伸展拘縮をきたす。
4．常染色体劣性遺伝である。
5．筋形質膜にジストロフィン蛋白がみられる。

午後79　無意識の願望と思考を意識的に気付きから排除する防衛機制はどれか。（複数の選択肢を正解として採点する）

1．昇　華
2．統　制
3．抑　圧
4．抑　制
5．歪　曲

午後80　Freud の発達論で6〜12歳ころはどれか。

1．感覚運動期
2．形成的操作期
3．性器期
4．潜在期
5．前操作期

午後81　日常生活場面で必要とされる記憶の障害を検出するのに最も適した検査はどれか。

1．HDS−R
2．MMSE
3．RAVLT
4．RBMT
5．WMS−R

午後82　フレイルの高齢者の特徴で正しいのはどれか。

1．筋量が増加する。
2．TUG 時間が短くなる。
3．長座位前屈距離が短くなる。
4．運動負荷時の Borg 指数が低値になる。
5．FBS〈Functional barance scale〉が低値になる。

午後83　不動による廃用症候群で生じやすい病態はどれか。

1．安静時心拍数の低下
2．間質性肺疾患
3．自律神経過反射
4．深部静脈血栓
5．低カルシウム血症

午後84　抗てんかん薬の副作用で最も頻度の低いのはどれか。

1．傾　眠
2．複　視
3．めまい
4．肝機能障害
5．末梢神経障害

午後85　Guillain-Barré 症候群の診断で有用なのはどれか。

1．CT
2．MRI
3．髄液検査
4．脳波検査
5．血液培養検査

午後86　便秘を最も生じやすい薬剤はどれか。
1．モルヒネ
2．グリセリン
3．センノシド
4．ラクツロース
5．酸化マグネシウム

午後87　装具療法の主たる目的でないのはどれか。
1．機能の補助
2．局所の免荷
3．筋力の強化
4．疼痛の軽減
5．変形の矯正

午後88　変形性股関節症で正しいのはどれか。
1．発症は遺伝の影響を受けない。
2．有病率は女性より男性が高い。
3．一次性の頻度は二次性より高い。
4．変形性膝関節症の合併リスクは低い。
5．重量物作業を伴う職業は発症のリスク要因である。

午後89　後縦靱帯骨化症で正しいのはどれか。
1．日本人より欧米人に多い。
2．腰椎部に最も多く発生する。
3．進行すれば痙性麻痺を生じる。
4．発症は遺伝の影響を受けない。
5．有病率は男性より女性が高い。

午後90　骨粗鬆症の危険因子で誤っているのはどれか。
1．長期の臥床
2．ビタミンＡの不足
3．エストロゲンの減少
4．原発性副甲状腺機能亢進症
5．副腎皮質ステロイドの長期投与

午後91　筋萎縮性側索硬化症における典型的な筋電図検査所見で正しいのはどれか。
1．運動神経伝導検査における遠位潜時延長
2．感覚神経伝導検査における伝導ブロック
3．針筋電図検査における線維束攣縮の電位出現
4．反復刺激試験における漸減現象〈Waning〉
5．反復刺激試験における漸増現象〈Waxing〉

午後92　先天性心疾患の中で頻度が高いのはどれか。
1．三尖弁狭窄症
2．動脈管開存症
3．肺動脈狭窄症
4．心室中隔欠損症
5．心房中隔欠損症

午後93　感染症で正しいのはどれか。
1．疥癬はネズミによって媒介される。
2．帯状疱疹は麻疹と同じウイルスが原因で発症する。
3．ボツリヌス菌による食中毒は感染型である。
4．ポリオは血液を介して感染する。
5．レジオネラ症は空調設備が感染源となる。

午後94　転移性骨腫瘍で正しいのはどれか。
1．頭蓋骨に好発する。
2．前立腺癌では溶骨性転移が多い。
3．高率に低カルシウム血症をきたす。
4．痛みには温熱療法が第一選択となる。
5．造骨性の骨転移では病的骨折は少ない。

午後95　広範囲熱傷の病態と急性期治療で誤っているのはどれか。
1．高血糖になる。
2．全身浮腫を生じる。
3．輸液量を制限する。
4．基礎代謝量は増加する。
5．高蛋白の栄養療法にする。

午後96　うつ病と比較した場合の双極性障害の特徴はどれか。
1．発症年齢が低い。
2．生涯有病率が高い。
3．遺伝的素因が少ない。
4．自殺のリスクが低い。
5．生涯有病率の男女差が大きい。

午後97　せん妄で正しいのはどれか。
1．認知機能は保たれる。
2．高齢は危険因子となる。
3．睡眠覚醒リズムは保たれる。
4．症状の経過は不可逆的である。
5．夜間に起こることはまれである。

午後98　統合失調症の陰性症状はどれか。2つ選
　　　べ。
　1．意欲低下
　2．感情の平板化
　3．幻　覚
　4．妄　想
　5．連合弛緩

午後99　自閉症スペクトラム障害児が母親の手を
　　　とり目的の物に持っていく行動はどれか。
　1．常同運動
　2．運動チック
　3．オウム返し
　4．クレーン現象
　5．タイムスリップ現象

午後100　振戦せん妄で正しいのはどれか。
　1．生命への危険性は低い。
　2．羽ばたき振戦がみられる。
　3．ベンゾジアゼピン系薬を使用する。
　4．飲酒停止後24時間以内に多くみられる。
　5．アルコール血中濃度の上昇に伴って生じる。

# 解 答

＊複数の選択肢を正解とする問題があります。
　（例えば、選択肢１と選択肢４が正解の場合、「14」と表記しています。）
＊設問に不適切があるため、正解が得られない問題は、「なし」と表記しています。

# 解答用紙
## （マークシート練習用）

| | 50回 | 51回 | 52回 | 53回 | 54回 | 55回 | 56回 | 57回 | 58回 | 59回 |
|---|---|---|---|---|---|---|---|---|---|---|
| 午前51 | 3 | 2 | 1 | 12 | 15 | 4 | 3 | 13 14 34 | 4 | 5 |
| 午前52 | 1 | 4 | 35 | 2 | 23 | 2 | 4 | 3 | 5 | 12 15 25 |
| 午前53 | 3 | 2 | 14 | 4 | 3 | 45 | 34 35 45 | 3 | 5 | 1 5 |
| 午前54 | 5 | 1 | 5 | 2 | 2 | 4 | 3 | 4 | 13 | 23 |
| 午前55 | 2 | 4 | 4 | 4 | 3 | 5 | 4 | 3 | 12 13 23 | 1 |
| 午前56 | 1 | なし | 2 | 34 | なし | 15 | 2 | 15 | 4 | 5 |
| 午前57 | 13 | 1 | 3 | 35 | 3 | 1 | 1 | 12 | 15 | 12 |
| 午前58 | 5 | 4 | 4 | 5 | なし | 3 | 34 | 5 | 5 | 1 |
| 午前59 | 2 | 1 | 5 | 3 | 5 | 5 | 5 | 4 | 2 | 1 |
| 午前60 | 5 | 1 | 2 | 2 | 3 | 5 | 4 | 2 | 1 | 4 |
| 午前61 | 4 | 4 | 5 | 2 | 3 | 15 | 3 | 4 | 3 | 3 |
| 午前62 | 2 | 4 | 4 | 2 | 4 | 3 | 2 | 1 | 5 | 35 |
| 午前63 | 1 | 5 | 1 | 3 | 5 | 3 | 4 | 2 | 1 2 | 2 |
| 午前64 | 2 | 5 | 2 | 4 | 4 | 4 | 4 | 1 | 34 | 13 |
| 午前65 | 1 | 5 | 2 | 3 | 2 | 24 | 5 | 4 | 3 | 3 |
| 午前66 | 1 | 4 | 14 | 45 | 1 | 1 | 5 | 2 | 12 | 1 |
| 午前67 | 23 | 2 | 3 | 1 | 3 | 2 | 1 | 4 | 14 | 34 |
| 午前68 | 1 | 4 | 5 | 4 | 5 | 3 | 3 | 2 | 5 | 3 |
| 午前69 | 1 | 2 | 4 | 3 | 5 | 3 | 2 | 1 | 45 | 2 |
| 午前70 | 4 | 4 | なし | 3 | 3 | 3 | なし | 2 | 3 | 3 |
| 午前71 | 4 | 1 | 3 | 2 | 3 | 5 | 4 | 3 5 | 5 | 1 |
| 午前72 | 15 | 2 | 3 | 5 | 5 | 3 | 3 | 3 | 4 | 3 4 |
| 午前73 | 34 | 1 | 4 | 14 | 34 | 3 | 3 | 25 | 2 | 1 |
| 午前74 | 3 | なし | 3 | 3 | 14 | 2 | 5 | 3 | 12 | 3 |
| 午前75 | 1 | 2 | 3 | 3 | 1 | 3 | 2 | 4 | 1 | 5 |
| 午前76 | 3 | 3 | 5 | 2 | 2 | 5 | 1 | 5 | 4 | 15 |
| 午前77 | 145 | 2 | 4 | 5 | 34 | 4 | 3 | 1 | 5 | 5 |
| 午前78 | 5 | 1 | 4 | 1 | 4 | なし | 13 | 5 | 3 | 4 |
| 午前79 | 2 | 5 | 3 | 5 | 4 | 23 | 2 | 1 | 2 | 3 |
| 午前80 | 4 | 5 | 1 | 1 | 2 | 4 | 1 | 4 | 5 | 4 |
| 午前81 | 1 | 4 | 4 | 5 | 2 | 5 | 5 | 13 | 1 | 4 |
| 午前82 | 2 | 4 | 15 | 3 | 3 | 4 | 2 | 1 | 4 | 1 |
| 午前83 | 3 | 2 | 1 | 3 | 5 | なし | 4 | 13 | 5 | 4 |
| 午前84 | 5 | 1 | 3 | 4 | 3 | 134 | 3 | 1 | 4 | 5 |
| 午前85 | 3 | 5 | 4 | 1 | 35 | 2 | 5 | 1 3 | 5 | 5 |
| 午前86 | 2 | 1 | 4 | 5 | 5 | 4 | 34 | 24 | 3 4 | 4 |
| 午前87 | 5 | 4 | 3 | 2 | 4 | 4 | 4 | 3 | 3 | 2 5 |
| 午前88 | 4 | 4 | 2 | 4 | 4 | 2 | 3 | 2 | 35 | 13 |
| 午前89 | 3 | 2 | 2 | 1 | 3 | 2 | 4 | 23 | 4 | 2 |
| 午前90 | 1 | 4 | 2 | 2 | 2 | 2 | 1 | 3 | 5 | 3 |
| 午前91 | 3 | 2 | 3 | 4 | 5 | 4 | 1 | 3 | 4 | 34 |
| 午前92 | 23 | 35 | 2 | 14 | 1 | 4 | 3 | 4 | 3 | 4 |
| 午前93 | 2 | 3 | 5 | 5 | 135 | 2 | 3 | 1 | 4 | 3 |
| 午前94 | 3 | 2 | 4 | 2 | 4 | 1 | 3 | 5 | 4 | 5 |
| 午前95 | 3 | 1 | 4 | 3 | 1 | 5 | 4 | 1 | 4 | 1 |
| 午前96 | 4 | 1 | 4 | 3 | 3 | 4 | 2 | 4 | なし | 2 |
| 午前97 | 4 | 1 | 3 | 5 | 4 | 2 | 2 | 4 | 1 | 2 |
| 午前98 | 2 | 3 | 24 | 3 | 3 | 2 | 1 | 3 | 4 | 4 |
| 午前99 | 2 | 4 | 5 | 3 | 35 | 4 | 4 | 4 | 4 | 5 |
| 午前100 | 2 | 1 | 4 | 3 | 1 | 3 | 2 | 1 2 | 2 | 2 |
| | 50回 | 51回 | 52回 | 53回 | 54回 | 55回 | 56回 | 57回 | 58回 | 59回 |

126

| | 50回 | 51回 | 52回 | 53回 | 54回 | 55回 | 56回 | 57回 | 58回 | 59回 |
|---|---|---|---|---|---|---|---|---|---|---|
| 午後51 | 5 | 2 | 3 | 3 | 45 | 3 | 45 | 4 | 5 | 3 |
| 午後52 | 5 | 5 | 5 | 4 | 5 | 14 | 4 | 25 | 2 | 5 |
| 午後53 | 1 | 2 | 1 | 1 | 1 | 3 | 4 | 3 | 23 | 3 |
| 午後54 | 1 | 3 | 1 | 2 | 5 | 45 | 1 | 15 | 34 | 5 |
| 午後55 | 45 | 45 | なし | 3 | 34 | 5 | 4 | 1 | 4 | 5 |
| 午後56 | 5 | 5 | 2 | 2 | 25 | 5 | 5 | 5 | 5 | 1 |
| 午後57 | 14 | 5 | 4 | 1 | 3 | 5 | 12 | 3 | 3 | 35 |
| 午後58 | 1 | 1 | 3 | 1 | 3 | 4 | 1 | 5 | 3 | 3 |
| 午後59 | 2 | 2 | 3 | 24 | 3 | 4 | なし | 1 | 4 | 3 |
| 午後60 | 3 | 1 | 2 | 5 | 4 | 23 | 2 | 5 | 12 | 3 |
| 午後61 | 5 | 35 | 23 | 14 | 4 | 4 | 2 | 4 | 3 | 4 |
| 午後62 | 5 | 2 | 3 | 5 | 14 | 2 | 4 | 2 | 4 | 5 |
| 午後63 | 1 | 1 | 1 | 2 | 1 | 2 | 2 | 2 | 2 | 5 |
| 午後64 | 4 | 5 | 4 | 4 | 5 | 13 | 4 | 3 | 34 | 4 |
| 午後65 | 2 | 3 | 24 | 4 | 5 | 25 | 1 | 5 | 3 | 5 |
| 午後66 | 1 | 1 | 35 | 4 | 2 | 2 | 45 | 1 | 35 | 1 |
| 午後67 | 4 | 1 | 4 | 4 | 1 | 4 | 2 ｜ 5 | 4 | 24 | 2 |
| 午後68 | 4 | 4 | 3 | 2 | なし | 4 | 25 | なし | 3 | 1 |
| 午後69 | 1 | 5 | 1 | 2 | 2 | 4 | 1 | 14 | 34 | 4 |
| 午後70 | 4 | 3 | 2 | 12 | 5 | 25 | 4 | 34 | 4 | 2 |
| 午後71 | 1 | 3 | 5 | 4 | 2 | 12 | 14 | 2 | 2 | 1 ｜ 5 |
| 午後72 | 2 | 5 | 2 | 23 | 35 | 4 | 13 | 45 | 5 | 2 |
| 午後73 | 4 | 3 | 12 | 2 | なし | 5 | 4 | 3 | 5 | 4 |
| 午後74 | 1 | 4 | 2 | 4 | 5 | 4 | 25 | 1 | 5 | 5 |
| 午後75 | 4 | 4 | 1 | 2 | 2 | 5 | 23 | 2 | 3 | 5 |
| 午後76 | 5 | 4 | 2 | 2 | 1 | 4 | 4 | 3 | 1 | 25 |
| 午後77 | 4 | 4 | 5 | 2 | 4 | 3 | 4 | 1 | 2 | 4 |
| 午後78 | 3 | 5 | 3 | 1 | 5 | 4 | 3 | 2 | 3 | 1 |
| 午後79 | 3 | 3 | 4 | 4 | 3 | 2 | 3 | 3 | 1 | 3 ｜ 4 |
| 午後80 | 4 | 1 | 2 | 5 | 5 | 4 | 1 | 2 | 4 | 4 |
| 午後81 | 3 | 34 | 4 | 5 | 5 | 5 | 5 | 3 | 3 | 4 |
| 午後82 | 4 | 5 | 24 | 1 | 3 | 24 | 5 | 4 | 5 | 5 |
| 午後83 | 5 | 3 | 3 | 2 | なし | 34 | 2 | 13 | 34 | 4 |
| 午後84 | 3 | 3 | 4 | 3 | 13 | 5 | 2 | 5 | 4 | 5 |
| 午後85 | 5 | 2 | 4 | 5 | 3 | 3 | 3 | 1 | 5 | 3 |
| 午後86 | 4 | 3 | 4 | 1 | 4 | 2 | 34 | 4 | 35 | 1 |
| 午後87 | 1 | 3 | 3 | 5 | 5 | 5 | 4 | 3 | 3 | 3 |
| 午後88 | 1 | 1 | 3 | 3 | 1 | 1 | 3 | 5 | 4 | 5 |
| 午後89 | 5 | 4 | 2 | 2 | 3 | 4 | 1 | 5 | 34 | 3 |
| 午後90 | 3 | 3 | 3 | 3 | 2 | 4 | 5 | 4 | 3 | 2 |
| 午後91 | 3 | 1 | 4 | 3 | 1 | 2 | 2 | 1 | 1 | 3 |
| 午後92 | 1 | 3 | 5 | 5 | 1 | 1 | 5 | 25 | 5 | 4 |
| 午後93 | 4 | 3 | 4 | 5 | 4 | 5 | 1 | 2 | 2 | 5 |
| 午後94 | 3 | 2 | 4 | 2 | 2 | 1 | 2 | 3 | 3 | 5 |
| 午後95 | 4 | 2 | 3 | 4 | 2 | 4 | 45 | 35 | 4 | 3 |
| 午後96 | 2 | 2 | 5 | 34 | 3 | 15 | 45 | 3 | 4 | 1 |
| 午後97 | 4 | 2 | 2 | 2 | 4 | 5 | 3 | 3 | 4 | 2 |
| 午後98 | 4 | 5 | 2 | 2 | 2 | 4 | 2 | 5 | 5 | 12 |
| 午後99 | 2 | 4 | 24 | 23 | 1 | 5 | 2 | なし | 4 | 4 |
| 午後100 | 3 | 3 | 2 | 5 | 1 | 3 | 3 | 12 | 5 | 3 |
| | 50回 | 51回 | 52回 | 53回 | 54回 | 55回 | 56回 | 57回 | 58回 | 59回 |

解答

127

# 解答用紙（練習用）

| | ① ② ③ ④ ⑤ | | ① ② ③ ④ ⑤ | | ① ② ③ ④ ⑤ | | ① ② ③ ④ ⑤ |
|---|---|---|---|---|---|---|---|
| 1 | ① ② ③ ④ ⑤ | 31 | ① ② ③ ④ ⑤ | 61 | ① ② ③ ④ ⑤ | 91 | ① ② ③ ④ ⑤ |
| 2 | ① ② ③ ④ ⑤ | 32 | ① ② ③ ④ ⑤ | 62 | ① ② ③ ④ ⑤ | 92 | ① ② ③ ④ ⑤ |
| 3 | ① ② ③ ④ ⑤ | 33 | ① ② ③ ④ ⑤ | 63 | ① ② ③ ④ ⑤ | 93 | ① ② ③ ④ ⑤ |
| 4 | ① ② ③ ④ ⑤ | 34 | ① ② ③ ④ ⑤ | 64 | ① ② ③ ④ ⑤ | 94 | ① ② ③ ④ ⑤ |
| 5 | ① ② ③ ④ ⑤ | 35 | ① ② ③ ④ ⑤ | 65 | ① ② ③ ④ ⑤ | 95 | ① ② ③ ④ ⑤ |
| 6 | ① ② ③ ④ ⑤ | 36 | ① ② ③ ④ ⑤ | 66 | ① ② ③ ④ ⑤ | 96 | ① ② ③ ④ ⑤ |
| 7 | ① ② ③ ④ ⑤ | 37 | ① ② ③ ④ ⑤ | 67 | ① ② ③ ④ ⑤ | 97 | ① ② ③ ④ ⑤ |
| 8 | ① ② ③ ④ ⑤ | 38 | ① ② ③ ④ ⑤ | 68 | ① ② ③ ④ ⑤ | 98 | ① ② ③ ④ ⑤ |
| 9 | ① ② ③ ④ ⑤ | 39 | ① ② ③ ④ ⑤ | 69 | ① ② ③ ④ ⑤ | 99 | ① ② ③ ④ ⑤ |
| 10 | ① ② ③ ④ ⑤ | 40 | ① ② ③ ④ ⑤ | 70 | ① ② ③ ④ ⑤ | 100 | ① ② ③ ④ ⑤ |
| 11 | ① ② ③ ④ ⑤ | 41 | ① ② ③ ④ ⑤ | 71 | ① ② ③ ④ ⑤ | | |
| 12 | ① ② ③ ④ ⑤ | 42 | ① ② ③ ④ ⑤ | 72 | ① ② ③ ④ ⑤ | | |
| 13 | ① ② ③ ④ ⑤ | 43 | ① ② ③ ④ ⑤ | 73 | ① ② ③ ④ ⑤ | | |
| 14 | ① ② ③ ④ ⑤ | 44 | ① ② ③ ④ ⑤ | 74 | ① ② ③ ④ ⑤ | | |
| 15 | ① ② ③ ④ ⑤ | 45 | ① ② ③ ④ ⑤ | 75 | ① ② ③ ④ ⑤ | | |
| 16 | ① ② ③ ④ ⑤ | 46 | ① ② ③ ④ ⑤ | 76 | ① ② ③ ④ ⑤ | | |
| 17 | ① ② ③ ④ ⑤ | 47 | ① ② ③ ④ ⑤ | 77 | ① ② ③ ④ ⑤ | | |
| 18 | ① ② ③ ④ ⑤ | 48 | ① ② ③ ④ ⑤ | 78 | ① ② ③ ④ ⑤ | | |
| 19 | ① ② ③ ④ ⑤ | 49 | ① ② ③ ④ ⑤ | 79 | ① ② ③ ④ ⑤ | | |
| 20 | ① ② ③ ④ ⑤ | 50 | ① ② ③ ④ ⑤ | 80 | ① ② ③ ④ ⑤ | | |
| 21 | ① ② ③ ④ ⑤ | 51 | ① ② ③ ④ ⑤ | 81 | ① ② ③ ④ ⑤ | | |
| 22 | ① ② ③ ④ ⑤ | 52 | ① ② ③ ④ ⑤ | 82 | ① ② ③ ④ ⑤ | | |
| 23 | ① ② ③ ④ ⑤ | 53 | ① ② ③ ④ ⑤ | 83 | ① ② ③ ④ ⑤ | | |
| 24 | ① ② ③ ④ ⑤ | 54 | ① ② ③ ④ ⑤ | 84 | ① ② ③ ④ ⑤ | | |
| 25 | ① ② ③ ④ ⑤ | 55 | ① ② ③ ④ ⑤ | 85 | ① ② ③ ④ ⑤ | | |
| 26 | ① ② ③ ④ ⑤ | 56 | ① ② ③ ④ ⑤ | 86 | ① ② ③ ④ ⑤ | | |
| 27 | ① ② ③ ④ ⑤ | 57 | ① ② ③ ④ ⑤ | 87 | ① ② ③ ④ ⑤ | | |
| 28 | ① ② ③ ④ ⑤ | 58 | ① ② ③ ④ ⑤ | 88 | ① ② ③ ④ ⑤ | | |
| 29 | ① ② ③ ④ ⑤ | 59 | ① ② ③ ④ ⑤ | 89 | ① ② ③ ④ ⑤ | | |
| 30 | ① ② ③ ④ ⑤ | 60 | ① ② ③ ④ ⑤ | 90 | ① ② ③ ④ ⑤ | | |

（注）国家試験の形式と同じではありません。マークシートの練習用として、コピーして使って下さい。

# 解答用紙（練習用）

| 問題 | 1 | 2 | 3 | 4 | 5 | 6 | 7 | 8 | 9 | 10 | 11 | 12 | 13 | 14 | 15 | 16 | 17 | 18 | 19 | 20 |
|---|---|---|---|---|---|---|---|---|---|---|---|---|---|---|---|---|---|---|---|---|
| 選択肢 | ①②③④⑤ | ①②③④⑤ | ①②③④⑤ | ①②③④⑤ | ①②③④⑤ | ①②③④⑤ | ①②③④⑤ | ①②③④⑤ | ①②③④⑤ | ①②③④⑤ | ①②③④⑤ | ①②③④⑤ | ①②③④⑤ | ①②③④⑤ | ①②③④⑤ | ①②③④⑤ | ①②③④⑤ | ①②③④⑤ | ①②③④⑤ | ①②③④⑤ |

| 問題 | 21 | 22 | 23 | 24 | 25 | 26 | 27 | 28 | 29 | 30 | 31 | 32 | 33 | 34 | 35 | 36 | 37 | 38 | 39 | 40 |
|---|---|---|---|---|---|---|---|---|---|---|---|---|---|---|---|---|---|---|---|---|
| 選択肢 | ①②③④⑤ | ①②③④⑤ | ①②③④⑤ | ①②③④⑤ | ①②③④⑤ | ①②③④⑤ | ①②③④⑤ | ①②③④⑤ | ①②③④⑤ | ①②③④⑤ | ①②③④⑤ | ①②③④⑤ | ①②③④⑤ | ①②③④⑤ | ①②③④⑤ | ①②③④⑤ | ①②③④⑤ | ①②③④⑤ | ①②③④⑤ | ①②③④⑤ |

| 問題 | 41 | 42 | 43 | 44 | 45 | 46 | 47 | 48 | 49 | 50 | 51 | 52 | 53 | 54 | 55 | 56 | 57 | 58 | 59 | 60 |
|---|---|---|---|---|---|---|---|---|---|---|---|---|---|---|---|---|---|---|---|---|
| 選択肢 | ①②③④⑤ | ①②③④⑤ | ①②③④⑤ | ①②③④⑤ | ①②③④⑤ | ①②③④⑤ | ①②③④⑤ | ①②③④⑤ | ①②③④⑤ | ①②③④⑤ | ①②③④⑤ | ①②③④⑤ | ①②③④⑤ | ①②③④⑤ | ①②③④⑤ | ①②③④⑤ | ①②③④⑤ | ①②③④⑤ | ①②③④⑤ | ①②③④⑤ |

| 問題 | 61 | 62 | 63 | 64 | 65 | 66 | 67 | 68 | 69 | 70 | 71 | 72 | 73 | 74 | 75 | 76 | 77 | 78 | 79 | 80 |
|---|---|---|---|---|---|---|---|---|---|---|---|---|---|---|---|---|---|---|---|---|
| 選択肢 | ①②③④⑤ | ①②③④⑤ | ①②③④⑤ | ①②③④⑤ | ①②③④⑤ | ①②③④⑤ | ①②③④⑤ | ①②③④⑤ | ①②③④⑤ | ①②③④⑤ | ①②③④⑤ | ①②③④⑤ | ①②③④⑤ | ①②③④⑤ | ①②③④⑤ | ①②③④⑤ | ①②③④⑤ | ①②③④⑤ | ①②③④⑤ | ①②③④⑤ |

| 問題 | 81 | 82 | 83 | 84 | 85 | 86 | 87 | 88 | 89 | 90 | 91 | 92 | 93 | 94 | 95 | 96 | 97 | 98 | 99 | 100 |
|---|---|---|---|---|---|---|---|---|---|---|---|---|---|---|---|---|---|---|---|---|
| 選択肢 | ①②③④⑤ | ①②③④⑤ | ①②③④⑤ | ①②③④⑤ | ①②③④⑤ | ①②③④⑤ | ①②③④⑤ | ①②③④⑤ | ①②③④⑤ | ①②③④⑤ | ①②③④⑤ | ①②③④⑤ | ①②③④⑤ | ①②③④⑤ | ①②③④⑤ | ①②③④⑤ | ①②③④⑤ | ①②③④⑤ | ①②③④⑤ | ①②③④⑤ |

Ⓒ電気書院編集部 2024

### 2025年版　理学療法士・作業療法士国家試験
### 過去問題集　共通問題10年分

2024年 7月 5日　第1版第1刷発行

編　者　電 気 書 院 編 集 部
発行者　田　　中　　聡

発　行　所
株式会社 電 気 書 院
ホームページ　www.denkishoin.co.jp
（振替口座　00190-5-18837）
〒101-0051　東京都千代田区神田神保町1-3 ミヤタビル2F
電話(03)5259-9160／FAX(03)5259-9162

印刷　中央精版印刷株式会社
Printed in Japan／ISBN978-4-485-30433-4

• 落丁・乱丁の際は，送料弊社負担にてお取り替えいたします.
• 正誤のお問合せにつきましては，書名・版刷を明記の上，編集部宛に郵送・
　FAX（03-5259-9162）いただくか，当社ホームページの「お問い合わせ」をご利
　用ください．電話での質問はお受けできません．また，正誤以外の詳細な解説・
　受験指導は行っておりません.

[本書の正誤に関するお問い合せ方法は，最終ページをご覧ください]

# 書籍の正誤について

万一，内容に誤りと思われる箇所がございましたら，以下の方法でご確認いただきますようお願いいたします.

なお，正誤のお問合せ以外の書籍の内容に関する解説や受験指導などは**行っておりません**.
このようなお問合せにつきましては，お答えいたしかねますので，予めご了承ください.

## 正誤表の確認方法

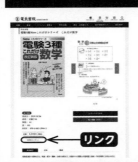

最新の正誤表は，弊社Webページに掲載しております．書籍検索で「正誤表あり」や「キーワード検索」などを用いて，書籍詳細ページをご覧ください.
正誤表があるものに関しましては，書影の下の方に正誤表をダウンロードできるリンクが表示されます．表示されないものに関しましては，正誤表がございません.

弊社Webページアドレス
**https://www.denkishoin.co.jp/**

## 正誤のお問合せ方法

正誤表がない場合，あるいは当該箇所が掲載されていない場合は，書名，版刷，発行年月日，お客様のお名前，ご連絡先を明記の上，具体的な記載場所とお問合せの内容を添えて，下記のいずれかの方法でお問合せください.
回答まで，時間がかかる場合もございますので，予めご了承ください.

| **郵便**で問い合わせる | 郵送先 | 〒101-0051<br>東京都千代田区神田神保町1-3<br>ミヤタビル2F<br>㈱電気書院　編集部　正誤問合せ係 |
|---|---|---|
| **FAX**で問い合わせる | ファクス番号 | **03-5259-9162** |
| **ネット**で問い合わせる | 弊社Webページ右上の「**お問い合わせ**」から<br>**https://www.denkishoin.co.jp/** |

## お電話でのお問合せは，承れません

（2022年5月現在）

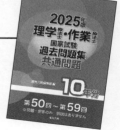
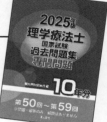
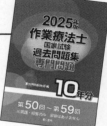